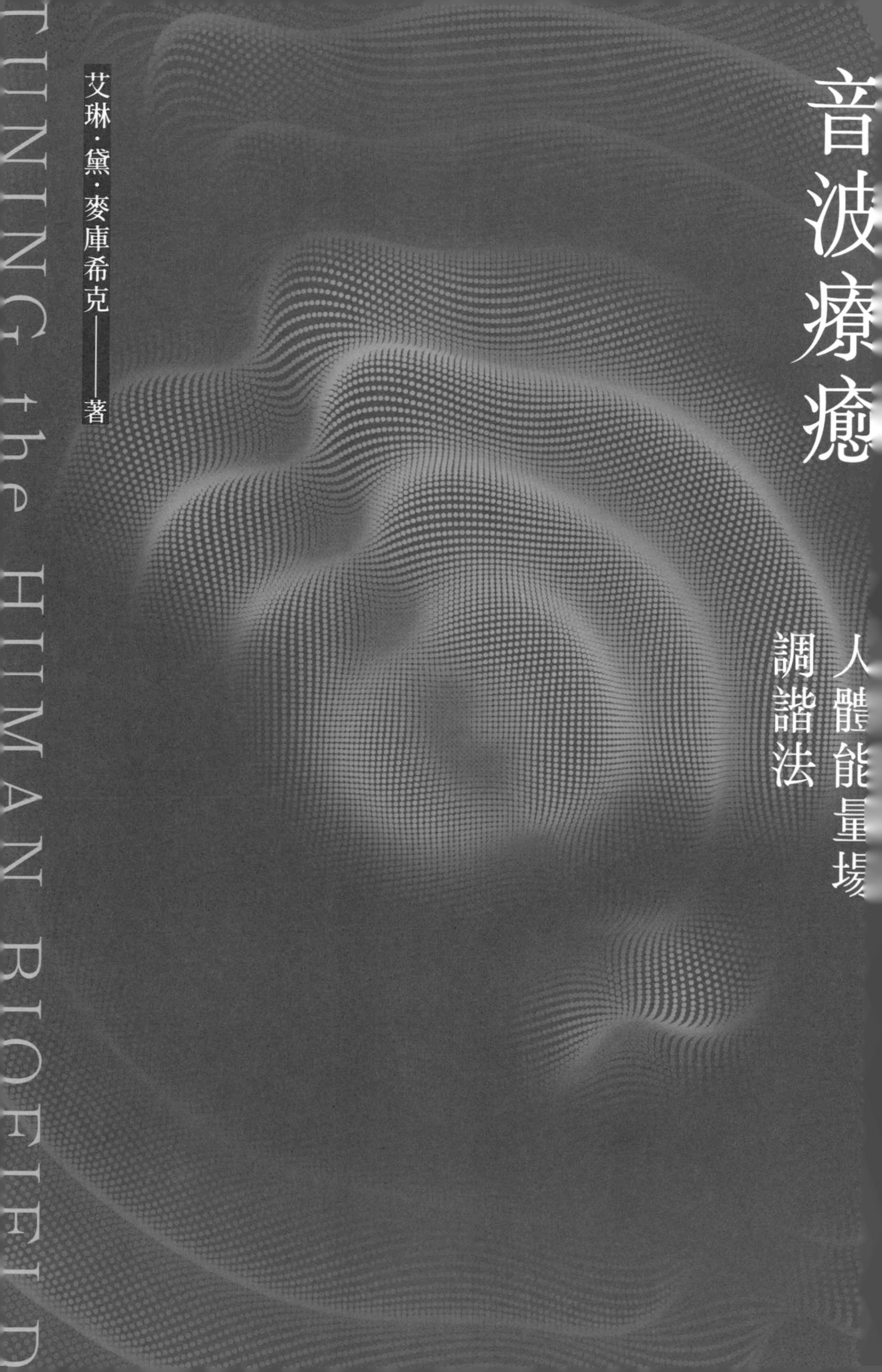
音波療癒
人體能量場調諧法
艾琳·黛·麥庫希克——著
TUNING the HUMAN BIOFIELD

音波療癒──人體能量場調諧法

出　　版／楓樹林出版事業有限公司
地　　址／新北市板橋區信義路163巷3號10樓
郵政劃撥／19907596 楓書坊文化出版社
網　　址／www.maplebook.com.tw
電　　話／02-2957-6096
傳　　真／02-2957-6435
作　　者／艾琳・黛・麥庫希克
譯　　者／廖世德
企劃編輯／陳依萱
校　　對／許瀞云
港澳經銷／泛華發行代理有限公司
定　　價／480元
二版日期／2023年1月

國家圖書館出版品預行編目資料

音波療癒人體能量場調諧法 / 艾琳・黛・麥庫希克作；廖世德翻譯. -- 初版. -- 新北市：楓樹林出版事業有限公司, 2022.09　面； 公分

譯自：Tuning the human biofield : healing with vibrational sound therapy.

ISBN 978-626-7108-66-6（平裝）

1. 音樂治療 2. 心理治療法 3. 聲波

418.986　　111010543

二版序

二〇一五年，本書撰寫完成不久，我突發靈感，將書中指稱聲音療法的「音衡法」（sound balancing）改成了「生物場調諧法」（biofield tuning）。因此，我們第一版從頭到尾所說的「音衡法」，在現在這個第二版將改為「生物場調諧法」（以下簡稱「生調法」）。

音衡——聲音平衡法——的意思是利用聲音調節身體輸出的調性，使身體輸出的調性保持平衡。操作音衡法的時候，可用的工具很多，包括音叉、銅鑼、頌缽、鐘、鈴、大提琴或鼓等等都可以。但是生諧法——生物場調諧法——卻是一套非常特定的方法，需按照詳盡的手冊來進行，也必須受過訓練，領有證照才可以執行。

本書歡迎讀者善用其中提舉的方法，若已成為專業人士，也歡迎將第二版所提出的各種觀念納入治療過程中。但是，本書所包含的資料並不等於生調法，因為「生調法」一詞是給有證照專業人士用的。

另外，本法所依循的途徑也已經改變，因此第一版的「從音叉開始」這一章在第二版已做大幅度的改寫。

目錄

生物場解剖

音叉運用法

生物場解剖學的智慧

結論

前言

卡爾・馬瑞（Karl H. Maret, M.D.）

艾琳・麥庫希克寫的這本書為稀世珍寶，對於音療領域及能量醫學有很大的貢獻。她是新興生物能場的醫療研究領域中，了解音叉對人體各部能量影響的英勇先鋒。另外，本書又是一個追求各個醫療疆界之真相、理解與融合的追尋者故事。

我在二〇一一年認識艾琳，那一次她請我審核她的教育碩士論文。我們第一次見面是在當年秋天。我發覺她很有科學頭腦，喜歡探索，直覺很敏銳，而且她有很強的「超覺聽力」（clairaudience），能夠聽出人體生物能場的各種失衡狀態。值得讚揚的是，她立意以一種具有強大分辨力的科學態度，在自己一些不尋常的觀察中找出其中的意義，閱讀本書時應能發覺這種態度。她與病患合作，觀察他們的各種病痛，再對自己獨特的覺知內容進行理解及解釋。這個從最初觀察到最後理解的過程，就是她的「發現」故事。從目前看，她已能夠與越來越多的學生分享她獨特的天分，這些學生如今都在應用她的聲音療法處理個案。

我自己親身體驗過她的音叉治療法，很早便覺得這個療法值得更進一步科學研究。她在我們加州的診所處理過不少個案，明顯改變他們的生理狀態，不但緩解他們的疼痛，而且還提高了他們的活動力，讓他們感覺通體舒泰。我的一個個案進行了一個小時的生物能場療法之後，說他「肩膀一下子變得好輕鬆」。大部分個案都很驚訝艾琳竟能知覺他們保留在身體裡面的一些往事和創傷，而且知道得非常詳細。身體的生物能場就像「保存」了一些人生經歷的歷史資料，還有一些路徑讓我們得以接觸這些史料。如果能夠用科學方法驗證這種聲音治療法，即能樹立一個新的醫療典範。

一九六二年，托瑪斯．孔恩（Thomas Kuhn）出版《科學革命的結構》（*The Structure of Scientific Revolutions*），使科學界開始認識到典範轉換（paradigm shift）的本質。「典範」，指的是當前維繫著公認實相的一組信念。當代醫學所持的主要典範之一，是說我們人主要是一種生物化學存有（biochemical beings）。藥品產業在這樣的典範之下，出現了一整個龐大醫藥產業的壟斷獨行說，如藥物是調節及治療（最好是！）生物體各種病症最有效的方法之一。但是，現在不論是醫生或病患，已經有越來越多的人開始懷疑這個想法。

近三十年來有一個新的典範開始浮現，那就是，我們人是能量及訊息的存有，我們的結締組織基質（matrix）內有一組複雜精密的高速通訊線路，能夠迅速影響身體組織、細胞過程，甚至是核酸DNA的表現。不過，這些過程要用量子物理學語言及原理來描述會比較精確，這些用語及原理包括量子共振（quantum resonance）、量子非局部性（quantum nonlocality）或遠距作用（action-at-a-distance）等等。科學家現在已經開始把這些原理應用在生物體的宏觀過程之上。這個新物理學描繪出來的世界越來越顯得悖論、反直觀，讓我們基本的感官知覺陷入錯亂。現代醫學並不採用這一類概念，而是建立在古典的牛頓物理學以及盧克萊修（Lucretian）式生物化學原理之上。從這一種較為決定論及唯物論的觀點出發，現代醫學對於本書探討的這種音叉治療法將會持之以懷疑的態度。

不過現在大家卻都相信我們是活在一個遍布能量的空間之海當中。希格斯（Peter Higgs）和恩格勒（François Englert）因為在理論上發現了一種機制，而於二〇一三年獲得了諾貝爾物理學獎。他們發現的這一種機制，幫助我們更加理解了物質的起源以及宇宙的多元。近年日內瓦歐洲核子研究中心（Conseil Européen pour la Recherche Nucléaire；European Organization for Nuclear Research）利用大型強子對撞機（Large Hadron Collider）發現了預測中的希格斯玻色子（Higgs Boson），證實了這種機制的存在。今日的尖端物理學家已經證明我們人實際上是活在潛能及潛在能量之海當中，這種潛在能量存在於量子真空（quantum vacuum）——但其實是量子飽滿狀態（quantum plenum）之中。在這一片幾近於無垠的能量之海當中，物質不斷顯化又消失。包括我們人的身體，一切顯化都浸淫在這一片看不見的能量之海之間。這些能量原野嵌入於時空

（space-time）當中，我們全部都透過量子物理過程和這些能量原野互動。「療癒性能量」這種概念曾經飽受懷疑、嘲笑，現在卻已經開始獲得尊敬，也變成很多人積極探索的主題。

大家的看法會有這樣的改變，幾個主因之一是現代電磁儀器的進步已經足以偵測到人身體四周的微小能量場。這種儀器，其中有一種叫做超導量子干涉儀（superconducting quantum interference device, SQUID），可以偵測到人身體之內生理活動的微小生物磁場。這種微小生物磁場其實幾千年來就一直有一些很敏銳的人在討論，但是因為沒有辦法做客觀的測量，所以科學家不予理會。

不過近一百多年來，科學家已經證明可以從體表測得身體細胞和組織所產生的電場。生命依靠電荷流動來維持，電荷流動的結果造成從細胞產生一些電流。這些電流接著又在周遭空間產生微小電磁場。將電極板置於體表可以測繪出心電圖，醫生可以從心電圖判讀心臟的電子活動。腦電圖（electroencephalogram）則是頭部的微小電流甚至是潛在電流。在設置有特殊防護裝置的房間內，科學家可以應用上述的超導量子干涉儀從身體的遠端記錄到腦部或心臟發出的電流，分別稱之為腦磁圖（magnetoencephalogram）和心磁圖（magnetocardiogram）。未來的科學家很可能會應用這種精密的儀器來研究音場效應，對本書論及的那些發現做進一步的理解。

我們知道所有的人體組織和器官都會產生磁脈衝（magnetic pulsations），這種磁脈衝叫做生物磁場（biomagnetic fields）。測定全身各部位的生物磁場所顯示的生理疾病之狀況，往往比傳統的電磁場測量法來得準確，因為傳統的測量法所測量到的是體表的磁場。一九八〇年代，科羅拉多大學醫學院（Colorado University's School of Medicine）的約翰．齊默曼（John Zimmerman）曾經用量子干涉儀測量觸摸療法治療師的手部，結果發現這些能量治療師發出的脈衝，其頻率都在 0.3 到 30 赫茲（次／秒）之間，正好就是人腦平常運作的極低頻（extremely low-frequency, ELF）。這一段頻率可以在身體任何一個部位創造巨大的療癒效果。

齊默曼這一發現，一九九二年在日本獲得了瀨戶明及其同事的證實。瀨戶明以兩組八萬周線圈做成的磁力計，研究各種治療法及武功行者身上「發氣」的現象。從那個時候開始，這一類的研究又繼續延伸到聲音、光及氣功功行者發出的熱力場（thermal fields）之上。一些特定的頻率可以刺激神經、骨骼、毛細血管、韌帶、結締組織與皮膚的生長。這二三十年來，骨科醫師也開始常用低度骨骼磁激儀（magnetic bone stimulators）治療不癒合骨折（nonunion fractures）。

一九二九年之後，精神科醫師漢斯．貝爾格（Hans Berger）前瞻性的研究工作不但使醫界發現腦電圖，也使我們開始了解腦波。現今的我們已經更加了解到這種低頻波並不只限於腦部才有，而是透過包覆神經的結締組織鞘（connective tissue sheaths）以及周邊神經遍布全身。

已故的羅勃·貝克（Robert Becker）曾經描述這一種系統，說它是遍布全身的調傷修復程序（regulating injury repair processes）。[1]以這種觀點來看，可以把整個系統想像成一組天線，它接收全身的生物磁力脈衝，同時也向全身的生物場放射生物磁力脈衝。周邊神經就嵌入在整個生命基質，亦即身體的能量交流系統之內。

「生命基質」（living matrix）這個概念源自於克勞德·貝爾納（Claude Bernard）。貝爾納是十九世紀生理學的先鋒，「內環境」（milieu intérieur, the interior environment）一說就是其所創造。貝爾納不相信「生命能量」（vital energy）這種想法，始終堅持用生物化學及生物物理學詞彙描述生理調節交流系統。他向生理學界引介了「恆定性」（homeostasis）這個說法。這是華爾特·坎能（Walter Cannon）一九二六年鑄造的一句話，意指身體有一種內在調節力，能夠為身體組織及器官維持穩定的環境。

不過後來諾貝爾獎得主阿爾伯特·聖捷爾吉（Albert Szent-Györgyi）對這一個內在能量交流系統的能量層面做了深入的研究。他得到的結論是，有機交流（organic communication）光是用分子偶然碰撞及純粹的化學程序無法解釋。結締組織基質之內透過電子及質子流進行複雜的調節作用時，會發生一些量子物理及生物能過程；他早在一九四一年就表示這種過程是一種如同半導體的水合蛋白質進行的電荷轉移（charge transference）的作用。他這個理念最初受到大家的懷疑，不過如今大家卻都承認細胞外基質（extracellular matrix）大部分——即使不是全部——都具有半導體特質。因為這種半導體性質的緣故，所以生命基質看起來就像是複雜的資訊處理系統，和現代的電腦晶片很像，只是複雜精密許多。

一九五〇年代，聖捷爾吉博士提出了「生物能」（bioenergetics）理論；他在這一理論中描繪說，由於生物體內普遍都有水，能量流經生物體內的電磁場之後，形成了生命基質。他寫道：「激發能（excitations energies）借由電磁耦合（electromagnetic coupling）作用在分子與分子之間輸送，並非只是推測。」[2]人體內所有的分子99%以上都是水分子，人體體積有三分之二都是水，所以這種能量都是以水為流通途徑。所有的蛋白質，不論是骨骼、肌腱，或是其他任何身體組織的蛋白質，都是以水合（hydrated）形式存在。身體內的水分要是降到50%以下，我們就會死亡。華盛頓大學（University of Washington）的傑拉德．波拉克（Gerald Pollack）數年前已經證明，質子和電子藉由細胞膜隔開，形成了類似於電池的電荷層[3]。生命的奧祕在我們身體中的「內環境」展開，這個環境可以透過聲音振頻施以重大的影響。

學醫的人以往所學都說生命的基礎在於一些生化作用；分子嵌入接收器之後啟動了細胞內外細胞的反應。不過，聖捷爾吉、金．奧希曼（Jim Oschman）、阿爾布雷希特．比勒（Albrecht Buehler）博士等科學家卻指出，生命的各種過程速度總是很快，用所謂分子在細胞內外移動或分散實在無法解釋[4]。分子其實是透過類似於音叉或鐘擺的電磁共振互動。音叉或鐘擺會經由共振過程開始同步振動，發生共振現象的振動形式及媒介很多，如身體組織就有機械、聲音、電與磁等共振方式。醫學上使用的核磁共振，原理就是激發人體內水分中的氫原子，製造出身體部位可見的共振圖像，供醫學診斷之用。

宇宙間萬事萬物都是振動。光譜學（science of spectroscopy）透過各種電磁波——包括可見光與不可見光——的釋放與吸收，偵測到原子與分子。分子內的電子一開始振動，就會產生具有特定頻率的電磁場，與鄰近的電子及分子互動。化學家利用光譜儀找出各種元素，生物物理學家利用光譜儀測繪細胞及組織內部分子與分子之間的互相作用。

已故科學家羅斯・艾迪（Ross Adey）的研究證明，生物效應有其特定的共振「窗口」，只容許幾種特定頻率及振幅，並且往往是低強度的訊號產生效應。訊號太強有可能引發不了生物反應，但是頻率正確的小訊號卻足以驅動膜蛋白在細胞或DNA遺傳物質中引發巨大的反應[5]。因此，音叉釋放的能量雖然微小，但是因為正好對應到特定頻率，所以使身體上產生了原先未預見的治療效果。

把能量和資訊（亦即精微能量）分清楚也很重要。資訊是具有一定型態的能量，可以交由各種電磁波攜載至各處。以外接天線的電視機接收器為例，我們可以用光譜分析儀偵測及測量各種頻率及其訊號強度。然而，僅僅測量這種能量或「場」的強度，還是無法得知這些電磁波所攜載的資料或資訊內容。要知道這種資訊如何重現為電視影像，必須了解發射台為這些資訊編碼的演算法。只要能夠在接收器之內將資訊解碼，就能得知某一頻道有新的節目、戲劇還是體育比賽的轉播。儘管必須要有電磁共振或載波才能夠將資料送到接收器之中，但是對觀眾而言，重要的卻是那個資訊，而身體運作的方式也類似於此。能夠將有益健康或容易致病的環境訊息串流解碼。人的細胞幾乎都存有遺傳密碼或基因組，只要透過表觀遺傳發訊（epigenetic signaling）程序，就可以由環境訊號啟動。

大部分的人都以為，聲音透過空氣傳播，是藉由空氣分子傳遞的縱向壓力波，會交替出現空氣分子的壓縮區和稀鬆區。麥克風就是一種簡單的傳感器，會將壓力波轉換成電子訊號，經過放大之後在音箱重現。這種看法其實是騙人的，因為聲音是透過球面波前（spherical wave fronts）從音源開始不斷擴大為一系列同心圓泡（concentric bubbles）所傳播。如此來看，聲音就類似於電磁波，因為電磁波也會擴張為球面場域，只是速度比較快，相當於光的速度（每秒30萬公里）。相較之下，聲音在空氣中傳播的速度就慢多了（每秒３４０公尺或一小時１２３４・37公里）。

聲音到了水中以及像是人體一樣的含水固體當中，會形成聲子（phonons），或者說是聲波前剪（sonic shear waves），前進的速度會加快四倍。聲音從音叉出發，抵達人體體表之時會發生複雜的電子及聲子互動，因而改變身體組織，包括各個針灸穴位的介電質性質（dielectric properties）。穴位本身的電子性質和它周邊的身體組織不一樣。所以，像是由音叉產生的那種全息音場（holographic sound field）——相位關係（phase relationships）不斷變化之純頻率的複雜結構——撞擊到人體的生物場之後，將會喚醒各種組織的細胞記憶，隱約導向一種療癒效果。量子物理場論曾經預測細胞及組織裡的水分會發生一種相干動態現象；這種現象可以經由聲音的刺激而發生。這一個過程影響到的是存在於此種相干水域中的自由電子雲[6]。聲音就是以這樣的方式和細胞膜上的「斥水區」（water exclusion zones）或說是「EZ層」（EZ layers）互動；互動之餘，斥水區反過來又藉由其和包覆細胞膜接收器的水化層（hydration shell）的互動修正細胞過程。

將量子物理學應用於生命系統並非什麼新觀念；赫伯特·弗勒里希（Herbert Fröhlich）是這一方面的先鋒。他曾經提議，生命系統中存有量子相干性。和他合作共事的幾個團體也闡明，那就是，身體的液晶（liquid crystalline）成分會產生強激縱向電模（strongly excited longitudinal electric modes）、長程相干性（long range coherence）、細胞及組織內能量儲存（energy storage inside cells and tissues）的波色愛因斯坦凝聚（Bose-Einstein condensation）[7]。這使得生物體對於極弱電磁場產生生物反應，包括和環境進行精微能量互動。近年來，新一代量子物理學家更是發展出了「自場」論（self-field theory, SFT），將擴大後的新型量子物理學應用在生物分子及生物演化之上。自場論說的「場」是帶有內部雙棘結構（bispinoral structure）的離散光子流，不是馬克思威爾（Maxell）古典電動力學所說的連續場（continuous fields）[8]。這種新型的光子，也就是電磁學所說的載力體（force carrier），和物質有三種互動方式，那就是電、磁與聲三種。如此看來，和物質進行聲式互動的新解釋，不久就會為聲音治療生物物理學帶來較能為人接受的理論基礎。事實上，這種聲音治療途徑用於治療動物病症早已成功[9]。

東方的瑜伽科學，應用各種型態的意識描述實相已有悠久的歷史，西方科學卻是一直到二十世紀才開始處理意識以及量子力學中的觀察者效應等問題。這支新物理學將意識納入量測過程中，改變了我們看待實相的觀點。根據量子物理學家伊莉莎白·羅夏（Elizabeth Rauscher）所見，意識不僅可以改變微觀現象，也可以改變宏觀現象[10]。羅夏博士曾經提出一種涉及意識干涉（conscious intervention）的量子物理學過程；這包括四維以上時空（space-time）中的非線性過程。她明確描繪過一種複雜的八維幾何空間，這個空間裡面含有在意識的本地及非本地部分起作用的界域。這種另類的理論途徑能夠幫助我們，了解本書作者如何在生物場中運用音叉達到獨特的效果；那種效果初見之時，看起來根本違反現代科學及醫學邏輯。

聲音的傳送，早在子宮內胚胎生長的最初時刻就已經在身體之內發生。這種聲音交響曲及脈衡，從母親身體傳到胚胎生長期中的寶寶身上，幫助他發展聽覺以及對振動、觸摸及質感的知覺。後者這種知覺將會形成脊椎及腦部的背脊通路（dorsal column pathways）。所以我們的整個神經系統從胚胎發展的最早時期開始，就已經訓練如何經由聲音及共振吸收治療性的振動。確實，聲音穿透身體組織之時，身體接受處置該部位的每一個分子——包括整個膜蛋白以及細胞內的DNA——都享有那些聲音的資料[11]。環境中的聲音訊號會經由表觀遺傳發訊過程開始作動，經過界定之後開始調節細胞內的基因組和遺傳密碼，這和其他會影響膜蛋白的電磁場一樣[12]。

生物電磁科學家發現，現代人的各種無線器材發射的數位電磁脈衝，會打開所有細胞膜內的壓力門鈣通路（voltage-gated calcium channels）[13]。現代人生活環境中充斥大量的微波電磁訊號，科學家已經證明這種電磁訊號會對我們的身體組織及細胞產生不良影響。我們的環境當中有很多由無線通訊器材產生的背景微波輻射線，尤以城市更多。現代人擁有大量手機、無線電話、WiFi及無線智慧電表（wireless smart meters），使得環境中的空氣波充滿了微波輻射線。今天的背景輻射線比三十年前足足多了近一百萬倍之多。無線通訊技術所依賴的脈衝電磁場對神經系統和腦部都有不良影響。所以，如果有人說連續音調或音樂那種純類比聲音也許能夠矯正現代人身體或生物場內的能量失衡，甚至是修復細胞內失衡的DNA或RNA遺傳材料，這樣的說法也許是合理的。

這種理念並非完全只是臆想。二〇〇七年，美國人夏琳·波姆（Charlene Boehm）以一種偵測治療性共振頻率的方法獲得了美國第7280847號專利。根據報告，這種共振頻率可以調節全部的基因組以及一部分基因材料，甚至可以應用於有折光率（refractivities）的媒介。如果能夠在現代醫療體系中付諸實現，聲音治療法也許就會成為現代醫藥常有的一部分。希望本書的問世有助於使聲音治療法成為一次醫療革命，也希望本書在北美及世界各地都廣獲傳閱。

卡爾·馬瑞博士是CAM（補充及替代醫學，Complementary and Alternative Medicine）醫師，特別專精於營養學、機能醫學與能量醫學。他在多倫多大學（University of Toronto）獲得醫學博士學位，另外還是生物醫學工程碩士、電子工程學士。他在聖地牙哥加州大學（University of California, San Diego）完成後博士研究。一九八一年美國前往聖母峰（Mt. Everest）完成了一次醫學研究，這一次研究所需的生醫儀器是他開發的。馬瑞博士常在歐美各地演講電磁醫療法、新水技術、電磁汙染問題，以及新的整合能量醫學治療法。

緒論

真相有一百四十四面

生物場調諧法這種用音叉產生頻率的醫療法，藉之偵測並矯正覆蓋人身的生物場或生物磁能場的失衡及扭曲。一九九六年，我在我的按摩治療法當中開始使用音叉，時至今日，聲音治療法已經有了長足的發展。

生物場調諧法根據生物場解剖假設：我們人身上有一個生物場，呈曲面環（torus）狀，左右兩側各向外延伸約5呎（1.52公尺），頭腳上下各延伸約3呎（0.9公尺），其中含有我們的記憶，在其中以駐波（standing waves）形式變成能量或訊息。我們的腦有各種部位劃分，每個部位負責的機能都不一樣。同理，生物場也是分成各個部位，每個部位都保存了特定情感、心理狀態與關係相關的訊息（請參閱附錄C「生物場解剖圖」）。

除了記憶之外，生物場還有一份身體成形的藍圖。身體、心理與情緒的創傷會造成以駐波為形式的病理性振盪（pathological oscillations），構成像是訊號中的雜訊（noise），引發人體生理中秩序、結構與機能障礙。

音叉的作用如同聲納（sonar），通過或梳理生物場時，會以泛音反應生物場「地形」的變化，地形變化，泛音就跟著變化。生物場扭曲或是生物場流堵塞，都會轉為不協和音（dissonance），治療師和個案自己也隨時會感覺到這種不協和音。音叉就是如此診斷。不過，音叉的相干頻率（coherent frequency）也可以對特定的目標產生治療；讓音叉靠近嚴重扭曲的部位，便在系統中誘導出較為良好的秩序。

二十多年的臨床經驗已經證明，這種方法對創傷後症候群（PTSD）、焦慮、憂鬱症、疼痛、消化不良、暈眩、偏頭痛與情緒障礙等等症狀很有幫助。這種治療很溫和、非侵入性、簡單有效，學習起來也相對容易。其基本前提在於幫助身體和心理解除習慣性緊張、失衡、壓力反應，並因此提升自癒力。

這種方法的過程大都很溫和、微小，但是效果卻異常巨大。讀者或許從一開始就已經注意到我把配戴心律調節器、懷孕及癌症這三種狀況列為音叉治療的禁忌。另外，臨終照護或緩和醫護（palliative care）病患也不適用。有些治療師認為個案體內如果有金屬螺絲、金屬板等儀器也不適合，但是我本身覺得這並非問題。

聲音能夠重整身體的節奏，這樣就會干擾到心律調節器，所有配戴心律調節器的個案一定要考慮避免做這種治療。可是，有些新型的調節器卻具有良好的防護，不會受到外力的影響，如此這種案例就可以考慮。不過，凡是體內有植入電子器具，最好還是避免直接靠近該器具部位，以策安全。

這種治療法具有排毒作用，所以懷孕也是此種治療法的禁忌。大部分人都不會有強烈排毒反應，但是有少數人會，而你不會希望孕婦發生此種反應。用加重型音叉為孕婦治療肩頸僵硬、腳痠沒有問題，但是要避免做全身生物場的梳理，本書後面還會探討這個問題。

同樣也因為這種治療法具有排毒作用，所以癌症患者（或罹患重病者）不適合做生物場調諧治療法。實際情形是，我實際進行過這種治療法的癌症病患不多，但是我發現他們做完之後人都變得很累。他們的身體好像已經無力再推進整個過程，所以能量就卡在體內。所以，癌症病患如果能夠同時進行一些支援措施，譬如營養補充、接受肢體整復（body work）或諮商，我會願意為他們做生物場調諧法。但以我的經驗而言，我發展出來的生物場調諧法並不是獨立運作治療重病患者的治療法。

我發覺每次和學生分享這些發現時，總有幾個人會拒絕接受，照樣想為癌症及重病病患施行生物場調諧法。如果你有摯愛的親友罹患重病或癌症，而你真的想要讓他身體輕鬆舒適一些，至少該記得，為身體羸弱者施作這種方法，「少就是多」（less is more）。我建議不要在肝或腎部位做音叉梳理，使用音叉時間一次不要超過15到20分鐘。該思考的是如何幫助他們放鬆，而非治療他們的病症。

不過，相對健康者做過生物場調諧法之後，往往會報告說他們精神好很多、腦筋變得清楚、整個人覺得很輕鬆自在、心情平靜，而且情緒安定。我發現原來治療是一個重新獲得力量，恢復輕鬆、自在的過程；而生物場調諧法確實就是這樣的療法。

但是說「支援」，是如何支援，又為什麼是支援呢？生物場調諧療程實際上發生了什麼事？我在研究過程中無意間發現的這種有部門劃分的記憶儲存系統真的存在嗎？這一種結構有怎樣的物理學法則，聲音和該結構互動時又是依循什麼法則？那個能量場是什麼東西所構成？自從我開始運用音叉以來，特別是到了近年，我就一直在問自己這些問題，希望能夠求得解答。

這樣的探究工作，一方面是我自己獨立為之，一方面則是為我的碩士論文進行正規的學術研究。我的論文，題目叫做〈可聞聲對身體及其生物場效應之探討〉（*Exploring the Effects of Audible Sound on the Body and Its Biofield*）。雖然我已有多年臨床經驗，自己也看了不少相關書籍，至今仍然覺得自己是這一個領域的學生，而非專家。

本書說的是追求目標時發生的故事，說的是藝術而非科學；書中提及我為何以及如何研究聲音療法、我所謂的「生物場調諧」這一個理念發展的過程、我的研究以及我從中學習到的知識、我發現生物場的過程（如果你是醫護人員、健康照護輔導者，你將會了解這個生物場非常寶貴），另外還說到一些個案及學員的故事。有一些事情最初完全是由直覺領會來的，本書對這些事情做了一些解說。直覺常是某一種「過程」的第一個階段。關於這一種過程，科學家兼統計學家、星座學家米歇爾．高奎藍（Michel Gauguelin）有一句話說得很好，他說：「科學家都知道，在人的理念史上，法術永遠先於科學，對於現象的直覺預告了對現象的客觀知識。」

從現在開始，我將在整個過程中應用科學方法及技術，並且和一些心裡有相同問題的人士合作，希望自己後續的作為能夠提供一些答案（無疑，也會有更多問題）。不過在這同時，在科學尚無法為我們揭露客觀理解的知識之前，我們仍然會面對很多人的懷疑。

科學與靈性

「TED談話」（TED TALK）是個很受歡迎的演講節目，它是個論壇（forum），以「傳播值得分享之理念」為其宗旨。本書撰寫期間，我聽說這個演講節目建議大家避免「尋求科學與靈性的統一」。然而，為了理解人身周圍的精微能量場及其科學，我的做法可能正好與他們的意見相反。我們的文化很厭惡科學與靈性的整合，這到底是怎麼一回事？

我最近曾經問過我兒子的朋友，如果聽到我說「能量醫學」，他第一個聯想到的是什麼東西，結果他回答說「禁忌」(taboo)。人類文化的要素之一就是嚴格劃分形而上（metaphysical）和實體（physical），嚴別迷信（woo-woo）和非迷信（not woo-woo），有的人屬於形而上學陣營，有的人屬於科學陣營。若是想要消除這種劃分，會招致怎樣的後果？

我是天秤座。天秤座的特質就是喜歡兩邊平衡與和諧。從少女時期開始，科學和靈性的分別就一直困擾著我。我一直想要了解為何會有如此分別，也一直想把兩者調和在一起。這種調和，由TED談話的觀眾看來，顯然是一種禁忌；不管是什麼人，只要提到這種「調和」，都是嫌疑犯，都不可信任。我一直不懂為何這種看法那麼難以破除。有一次，我在一篇學術文章中看到一段話，那一段話說，從外國語言翻譯成英文的chi（中文「氣」）、ki（日文「気」）、prana（梵文「普拉納」）其實指的都是「精微能量」，包括「靈」或「聖靈」(Holy Spirit)。因為現代科學禁止「進入此地」——據稱靈性屬於宗教領域，不屬科學——所以這條分線就這樣大刺刺的直接落在「能量」或「精微能量」邊界線上。

醫學博士史考特．維爾丹．安德森（Scott Virden Anderson）在他〈精微能量新興科學〉（The emerging Science of Subtle Energy）一文當中，為這種分別整理出幾個原因：

- 精微能量在科學上沒有眾人都同意的定義，所以也沒有可靠的方法得以偵測共同定義中的這種能量。

- 精微能量也缺乏眾人都接受的科學理論基礎。
- 精微能量觀念源自前科學密教傳統（prescientific esoteric traditions），這一種傳統一百多年來一直被科學界系統性邊緣化[1]。

因此一般都認為這個理念太過主觀，甚至，其實是一種宗教信仰，甚至根本就是迷信。要解決這個問題其實不難——我們需要的不過就是對「精微能量」做個科學定義，bingo！這樣就不用再劃分了。然而，有其他大勢力為了保有他們的既得利益而維持現況，所以會把這件本來很簡單的事情搞得很複雜。這些既得利益勢力當中，懷疑派是其中之一。

懷疑的價值

亞利桑納大學（University of Arizona）心理學、醫學、神經學、精神醫學、外科教授兼意識與健康推進實驗室（Laboratory for Advances in Consciousness and Health）主任許瓦茲（Gary Schwartz）對「真正的懷疑者」（true skeptics）和「偽懷疑者」（pseudo-skeptics）做了如下的分辨：

真正的懷疑者不但知道自己確實有所不知，而且保持開放的心態，隨時在新的證據出現之後改變想法，繼續成長。這層意義上，他們其實是謙卑而且心胸開放的。偽懷疑者往往是典型的「不信者」(disbelievers)，對某些事情堅信「並無其事」。他們也許會「宣稱」自己對新的資訊持開放態度，但是，如果他們的信仰或假設受到新觀念或新證據的挑戰，他們典型的反應就算不是敵視的批評，也往往很不友善[2]。

每個人心裡多多少少都有個懷疑者，那是教育、商業廣告或文化特色所造成，我當然也不例外。我先天就好疑，也始終都持有懷疑。我還記得家母常常急切的跟別人說：「不要跟那個小孩子說什麼事情，她要自己想！」真的，我不喜歡聽從別人說的話。碰到什麼事情，我總想徹底研究，看看其中道理與真相何在，我總想建立自己的觀點。但即使如此，我總是對新觀念保持開放的態度，假設它們可能有其道理。

在理想中，科學真理應該是個演進的過程，而非絕對的終點。可是，我運用音叉雖已二十五年，也表達了其中的真相，但有時候看到他人在使用音叉，還是會感到畏怯。實情是，如果我的音叉治療工作不是那麼引人入勝，不會產生那麼豐碩的成果，我不會堅持至今。

我親眼目睹個案因為音叉治療而發生重大的變化：疼痛、焦慮、消化不良、暈眩、腿不適症（restless-leg syndrome）、恐慌症，等等各種「難以動彈」（stuckness）的症狀緩和甚或消失。頭痛、顳顎關節障礙、肩背僵硬、膝蓋不適或疱疹病毒等症狀，經過生物場調諧之後獲得了緩解，或者完全解除。以生物場調諧法處理創傷後症候群和腦震盪，效果尤其驚人。我發覺這是一種簡單優雅、非侵入性的過程，也是一種證明人身四周有個生物能量及資訊場存在的有趣方法。

事實俱在：只要說到精微能量，有些自居為懷疑者的人實際上根本不是真實的懷疑者。他們是許瓦茲博士所謂的「偽懷疑者」，完全根據自己所知來反應事態。我曾經問過他們：「你是否認為科學界已經以科學方法證明精微能量並不存在？你是否已經讀到有研究報告說他們已證明可聞聲對身體沒有明確的治療效果？為什麼因為有人告訴你膝反射（knee-jerk）很正常，你就認為膝反射很正常？關於別人告訴你的這一切，你的懷疑論跑哪裡去了？」

一些人告訴我們的，是這樣的東西：

人體沒有能量場；事實上，這個世界也沒有「能量場」這種東西。我們會從「場」這種建構的各個點測量重力、風、磁或某種能量表現的方向及強度。能量只是一種測量數字，不像雲、場或某種實體，本身並不存在。所謂頻率會和身體能場互相作用之說，就如同俗語說的，不只是錯誤，甚至連錯誤都不是[3]。

把這種話當作事實在講，其實直接與我們的感官感受相牴觸——不只和我的感覺牴觸，也和我的每一個個案與學生的感覺有所牴觸。可是卻常有人要我們別相信自己的感官，說感覺是不可靠的。他們要我們聽「專家」的話（「專家」也者，就是告訴我們何者正確，何者不正確的科學家）。很多人都不信任自己的感官，這真叫人驚訝不已，但是，更弔詭的是，那些懷疑者卻又是非要自己看見、聽見才肯相信，而「看見」、「聽見」，不就是感官看見、感官聽見？

除了這個問題之外，另外我們還要面對語意（semantics）問題，甚至可以說語意問題是我們碰到的最大的問題。懷疑者常常將能量、頻率與量子等名詞搞混，有時候甚至還會帶有敵視。所以我們對這些詞彙必須先予以明確的定義，才不會遭到濫用。針對這個目標，我最近有幸讀到保羅．約翰．羅許（Paul John Roasch）說的這一段話。保羅．羅許是美國壓力研究所（American Institute of Stres）董事會主席，紐約醫學院（New York medical College）醫學及精神醫學臨床教授，又是國際壓力管理協會（International Stress Management Association）的榮譽副主席。他說：

現在有一股趨勢，就是認為只要給予事物名稱，也就界定了它們，甚至，大家就理解了它的意思——這真是不幸。「壓力」就是個很好的例子。我在這個領域工作了將近五十年，我敢向你保證，要向科學家解釋「壓力」，讓他們真正了解「壓力」是何物，就像要把果凍打入樹幹一樣不可能。我們現在使用的「Stress」一詞是漢斯．賽理（Hans Selye）鑄造的，他一輩子都為這個問題所困。他一定很樂於指出，「人人都知道壓力是什麼，但是其實沒有人真的了解[4]」。

不管是什麼事物，要對其有所知，最好的方法就是從各種觀點反覆觀察。譬如，從「盲人摸象」（請參閱圖1-1）這個比喻，你就會了解事物全景是由多個個別觀點集合而成。

真相有很多面

我做研究的時候，有一次發現了「生物光子」（biophotons）這個概念，讓我大感興趣。我讀了所有找得到的資料，也看了YouTube上面的一些影片。這些影片中有一部其內容是荷蘭的約翰．波斯溫克爾（Johan Boswinkel）博士在談生物光子理論和他研發的一種方法。影片的前十分鐘中，這一位博學之士講了很多深奧的事情，讓我不得不把影片按暫停，用筆記本先把他說的東西記下來。

字字珠璣當中，我始終記得他不經意脫口而出的「我相信真相有一百四十四面」這句話。這句謎語一般的話，自此就像是弓箭射中了我的頭一般，始終留在我腦海中。真相有一百四十四面？這是什麼意思？我越去思考，這句話就就越是塑造我的觀點。若是真相真的有那麼多面，那麼我知覺到的應該就只有一面；不論是什麼情況，我知覺到的應該只是「真相」的一小片。這樣一想，別人的觀點突然變成了我理解事物的關鍵，而不再需要與之爭辯。有了這樣的體認之後，我開始不再和我先生吵嘴（好啦，其實是偶爾一兩次還是會），因為我已經開始比以前能夠領略他的觀點。

另外我也開始去思考所謂「鄧巴數」（Dunbar number）這個東西。鄧巴數——150左右的幾個數字都算——這個概念是人類學家羅賓・鄧巴（Robin Dunbar）所創，此指是一群人若要每個人都能夠和其餘的人保持穩定社交互動，每一個人都認識彼此，都互相保持一層關係，那麼這一群人人數最多只能在一百五十人左右。

鄧巴觀察過一些村落、部落與團體，包括估計某個新石器時代村落的人口規模、胡特爾人（Hutterites，類似於阿米許人的種族）移居地的「分裂點」、羅馬軍隊的基本單位規模，以及公司理想的從業員數量，很多相關學者研究的結果都認同該理論。所以，人類社群或組織的「理想規模」，以及「真相是個一百四十四面的建構」，這些概念都使我領會到建立緊密的集體機

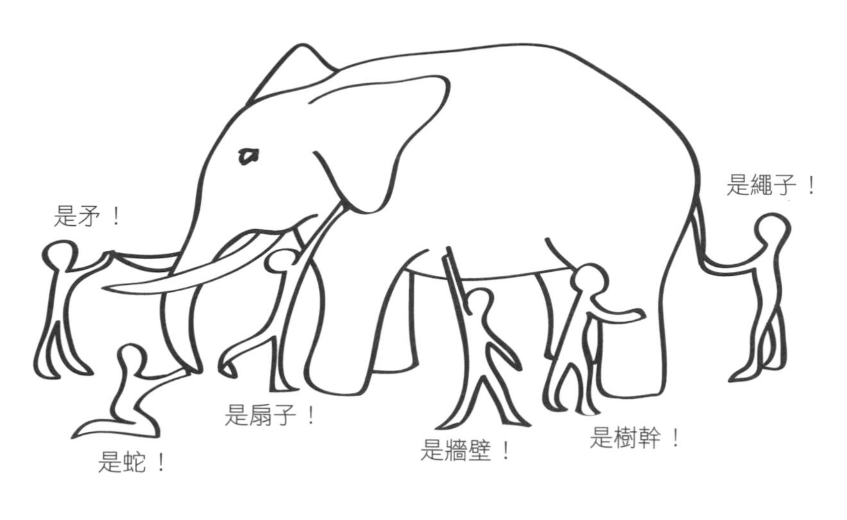

▲ 圖 1-1：盲人摸象／ Kimberly Lipinsky 繪圖

能架構，需要很多人的個別觀點。

我的觀點

我之所以要提出上述的想法，為的是要遞出橄欖枝，因為我的經驗已向我揭示了一條途徑，開始讓我認知一些如傳統信仰及密教觀點與心智本質及生物能場兩方面相反的事務。一句話，如今的我已經開始相信人的生活經驗之記憶並非記錄在腦當中，而是藉由某種磁力記錄在生物能場（亦即人體能量場或氣場）的生物漿泡（bioplasmic bubble）裡面；而且這個生物能場有依循時間線（timeline，如同我們產生資訊時是從中心向周邊移動一樣，類似於樹木的年輪）做部位劃分。這些，我在後續各章會進行詳細的探討。

我用音叉梳理身體的時候曾看到一些現象，後來嘗試理解這些現象之時，我發現了一種完全不一樣的宇宙學（cosmology），一個顯示生命本質的整體情景，那裡面有大家早就遺棄的「乙太」(aether)，以及大家竟然視而不見的「電漿」(plasma)。這樣的情景，不用說，根本違背傳統模式。這種觀點非比尋常，也牴觸現今的科學及唯物論典範。所以我們必須花一點時間審視一下現今的典範，重新予以界定，好讓我們的觀點能夠與之吻合。但最後我們還是必須思考更多可聞聲以外的事物，才能夠釐清可聞聲為何及如何用於治療身體。

啟發我的如此觀點有何根據？小時候的我是資優學生，學校跳級，十六歲就從高中畢業。十六歲的我那時候根本不知道自己想學什麼，因此也不想念大學。出社會後存錢去旅行，自己做生意，做得不錯，然後又盤讓出去。後來結婚成家，直到三十七歲那年，我才開始想進大學教書。這樣的話，我就必須要有大學學位。所以，二〇〇七年，我進入大學，成了成人學生。我很幸運加入了一項在佛蒙特社區學院（Community College of Vermont, CCV）進行的「先前學習評估」計畫（Assessment of Prior Learning, APL）。這項計畫可以針對具有完備證明的生活經驗發給大學入學資格。我透過這一項計畫以及佛蒙特社區學院的課程取得資格，進了家鄉附近的北佛蒙特大學（Northern Vermont University），成了大四學生。

因為我做過生意和醫療，所以，雖然我選修了健康及替代醫學計畫（Wellness and Alternative

medicine），但我的多元背景使得我最後拿到通識學學位。健康及替代醫學計畫是在公立大學本科學院實施的幾個類似計畫之一。我必須承認，這個大學學位名稱讓我感覺有一點尷尬。我們的文化很崇拜專家，對於通識學者——我就是——並不是很重視。我的碩士學位是教育碩士學位，也是在北佛蒙特大學修的。因為我追求的是獨立的、沒有證書的途徑，所以我可以依照自己的興趣客製化我的課程，我稱之為「整合教育」（Integrative Education）。我審視所有相關學科，進行獨立研究。這樣的整合性觀點看的是事情彼此之間的關聯，不會像傳統路徑那樣製造專家，而是製造通識學者。

所以，在學術上，我有資格可以教授和健康、健全以及事物相關性（interrelatedness）有關的一般性知識，這也是我現在這本書所做的事情。不過，因為我做過多年獨立的研究，所以我也是某種專家，特別是在醫療意義上用音頻調整身、心的專家，這一點我會在本書詳加討論。

我無意為自己的局限辯護，然而，事情往往都是，如果你在某一個領域有所才能，常常就會在別的什麼事情上面很無能。我喜歡文字、閱讀，也喜歡學習，但是一講到數學，我就完全絕望。我們的腦有幾個部位能夠幫助你理解高等數學概念，像是音樂、棋藝等需要空間智能（spatial intelligence）的技藝，但是，我簡直就是完全進不去這些個部位。我至今還記得自己小學五年級時的一次創傷經驗：我無法理解長除法，那是我第一次發現自己有閱讀障礙

（dyslexia）。我有好幾個月一直努力做除法練習，但是卻屢遭挫敗。這對我真的是嚴重的打擊，因為此時的我早已習慣人家說我是「天才兒童」（child genius），那時候的我幾乎每一個科目的學習曲線都超越所有的同學。一般的閱讀障礙是把字或字母的順序錯置，但我的閱讀障礙卻是把數字、左右，還有「Star Wars」和「Star Trek」這種隨機事物的位置錯置，甚至連我兒子的朋友亨利和安迪，我都會把他們的名字對調。

人生、宇宙以及做人的意義，特別是「做個健康的人」的意義，都是我從少年時期就很有興趣的題目，後來既然有閱讀障礙，我只好放棄數學，專心了解其他學科。數學讓我感到畏懼，我雖然努力嘗試，但最後終究無法克服。就是因為這種情形，所以我在中學和大學的時候，總是盡可能規避物理學、化學，還有每一堂數學課。數學和科學是研究這一類事物的利器，但是我只能藉由文字去理解與交流。

就因為這個原因，所以我才大量閱讀。我可以說，過去這三十四年以來，也就是從我十八歲時開始，我的床頭櫃上就始終保持有一些非虛構書籍。有一次我兒子昆恩拿著一本小說跑進我的房間，並推薦我看那本小說。我用下巴指了一下床頭櫃那一堆書，告訴他我有很多書要看。他回答我說：「媽，就連瓦爾肯人（Vulcans）都會讀文學作品。」我同意他這一句話，後來也開始翻開那本小說來試看看，但是我的腦不久又開始問起我問題，才一下子而已，我已經重新拿起了非虛構書籍。

所以，我的觀點是經由大量閱讀發展出來的；我尤其大量閱讀了一些「新時代科學」(New Age science)——真抱歉，我已經找不到更恰當的字眼——讀起來始終覺得興味盎然。科學和宗教的分別、世俗靈性的分別，一直是梗在我們中間一條看不見但是卻很嚴格的界線。那其實是一種很奇怪的現象，簡直如同幫派地盤，有的人偏這一邊，有的人愛那一邊。但是，不管是偏愛哪方，有人真正知道另一方的人在說什麼嗎？「能量」、「量子」，「上帝」與「靈魂」，大家用來用去，說得情緒激昂，但是，我們知道自己在說什麼嗎？也許大家想表達的都一樣，只是使用的字眼不同。或許，真相只有一個，但是我們需要傾聽別人想說什麼，才能夠看到整體真相。文字會使我們迷路；我們已經遺忘文字只是真相的近似物。既然如此，我們接下來在第一章就來討論一下我們即將要用到的一些詞彙。

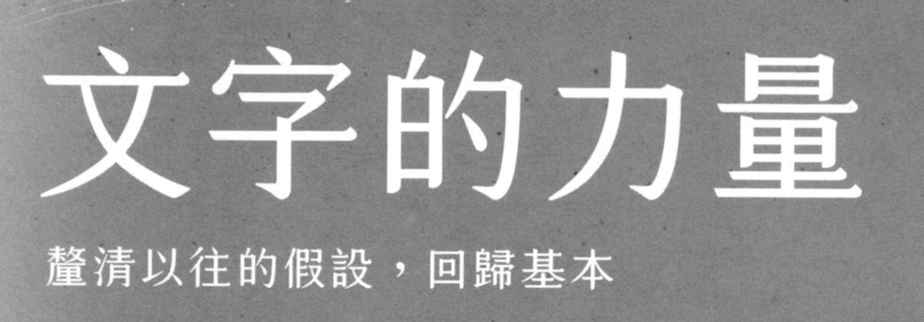
文字的力量
釐清以往的假設，回歸基本

任何問題，不論大小，一開始都是因為溝通不良，因為有人沒有在聽。

——艾瑪·湯普遜（Emma Thompson）

聲音治療法屬於「能量醫學」（energy medicine）的範疇，另外又稱為聲音醫學（sound medicine）、振動醫學（vibrational medicine）、聲音療癒（sound healing）、聲音治療法（sound therapy）、頻率醫學（frequency medicine）、整合醫學（integrative medicine）或替代醫學（alternative medicine）等等。這讓人感覺非常混亂；所以我們姑且從「能量醫學」開始討論，一一分解其成分。《韋伯字典》（*Webster's Dictionary*）這樣子界定「能量」（energy）這個字：

1．進行強健活動之能力；可用之力量。
2．感覺自己具有充足的可用力量。
3．發揮這種力量：做事。
4．進行強健活動的習慣：活力。
5．行動、帶領他人、強而有力做事的能力。
6．強健之表現。

7・物理學：做功（work）之力，符號：E。

8・有用之力的源頭，例如化石燃料、電力。

以上這幾個定義，無一能夠說明我們在能量醫學中所說的能量。前面說過，我們這裡用的這個字沒有標準定義——這就是問題的一部分。科學的、唯物的典範對這個字的定義多得是，但是這個典範並沒有界定我們在「能量醫學」中所說的「能量」。而因為我們必須有所進展，所以不能不為能量醫學的「能量」做個明確的定義。這個任務非常複雜，但正是因為非常複雜，所以我們必須同心協力，努力為之。

何謂能量？

光是電磁放射線，是純粹的能量，只有頻率、運動——或者說是聲音（這兩個字我們會再界定清楚）。說到底，一切的一切都來自恆星（stars）。行星由電漿構成（「電漿」這兩個字我們會再界定清楚）。再說到底，一切的一切都會因為焚燒而回歸電漿狀態。所以，分析到最後，所有的東西其實都是光的一種體現。

環顧身邊的事物，你所見每一樣事物都是能量。這本書、你現在坐的椅子、你住的房子，以及你所在的行星地球、太陽系、宇宙，全都是電磁能量，只不過振動的頻率不一樣而已。在可見及的宇宙中，凡事都在運動；有些東西看起來沒有在動——譬如岩石——但其實也都在動。我們都知道在原子及次原子層次，岩石就一直在運動。用物理學家理查·費曼（Richard Feynman）的話來說，「一切事物都在晃動」。我們其實也可以說，「一切事物都在跳吉魯巴」（everything jitterbugs）——這或許還是個比較恰當的定義，因為這種能量之舞是正、負力量互相作用造成的。

技術上而言，能量可以分為熱能、化學能、動能與潛能等等。但是，依照我撰寫本書的目的而言，我們說的能量指的是電磁能量。那麼，精微能量（subtle energy）又是什麼東西？到底是什麼東西？這個問題很困難。很多人都想清楚界定精微能量，但最後只製造出一堆難以理解的詞彙，無法掌握簡單清楚的定義。

大家用來界定精微能量的詞彙有氣（chi）、気（ki）、普拉納、奧根（Orgone）、奧德（od）、快子（tachyon）、乙太、阿卡夏（Akasha）、特斯拉波（Tesla wave）、標量波（scalar wave）、零點能量（zero-point energy）、隱序（the implicate order）、希格斯場（Higgs field）、源場（the source field）、撓場（the torsion field）、場（the field）、重力波（gravity waves）及微中子（neutrinos）等等，真的撲

朔迷離！

依我所見，精微能量與電磁力無異，亦即是光；不同之處在於它是超高頻（可能也是極低頻）光，所表現出的不一樣，依循的法則也不一樣。譬如，研究精微能量的人就曾經發現「同性相吸」現象，亦即正電荷吸引正電荷，負電荷吸引負電荷，但是到達臨界點頻率時會發生反轉，轉為異性相吸。

我想到的一個類比是，精微能量之於我們現在所知的電力——又稱古典電磁力（classical electromagnetism）——就如同水蒸氣之於水。精微能量和水蒸氣基本上是類似的，只是精微能量比較細，分布比較廣，依循的法則不一樣。水在某個臨界點會改變型態：溫度降到華氏32度會結凍，上升到212度會變為蒸氣。不管是什麼地方，有水就有水蒸氣；同理，不論在哪裡，有電磁力就有精微能量。水蒸氣是分散出去的水，同理，電磁力分散出去就是精微能量。量杯無法度量水蒸氣，精微能量用電壓計也偵測不到。

另外一個觀點比較不容易理解，那就是，精微能量傳播的方式和古典電磁力不一樣。古典電磁力是以橫向波（transverse waves）傳播，精微能量則是縱向波（longitudinal waves）。橫向波在相對於其前進方向上下90度夾角內迴繞前進（請參閱圖1-1）。縱向波則是對著前進方向直直前進，不會上下擺動。聲音雖說是縱向波，但一般都說成橫正弦波（transverse sine waves ；參閱圖1-2）。

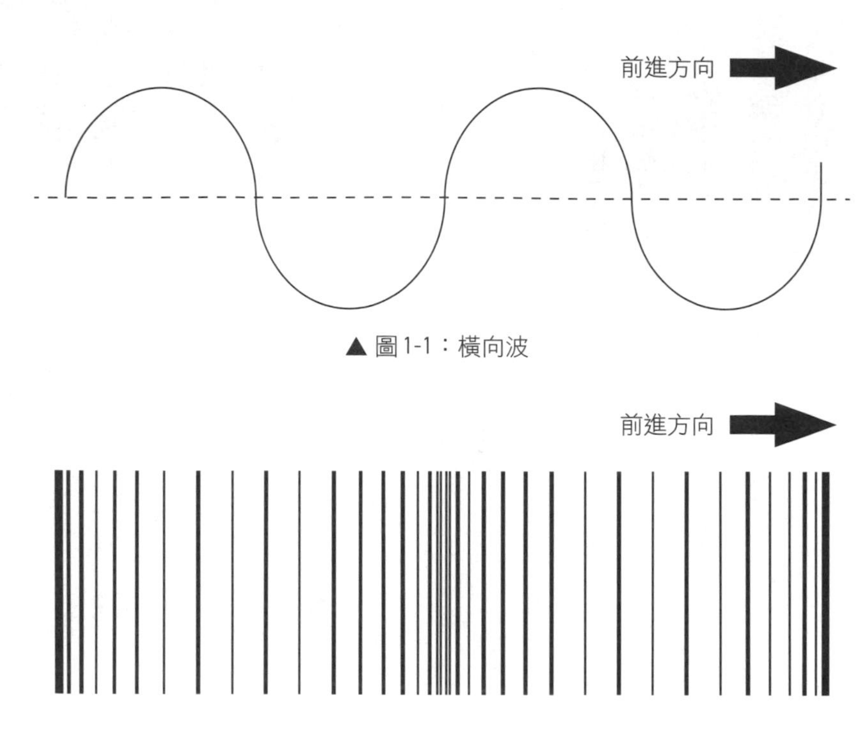

▲ 圖 1-1：橫向波

▲ 圖 1-2：縱向波

大家通常都認為電磁力是橫向波，沒有縱向波屬性。蘇格蘭理論物理學家馬克思威爾（James Clerk Maxwell, 1831-1879）的理論及數學方程式卻證明電、磁與光均屬於「電磁場」(electromagnetic field）現象。不過很少有人知道馬克思威爾原來的二十道方程式中，其實有描述縱向波的公式，但是後來卻被英國數學家兼物理學家奧利佛．赫比塞（Oliver Heaviside, 1850-1925）改寫成四個公式。我們今天運用的是這四個公式，其中沒有馬克思威爾原先發覺及描繪的縱向波方程式。

精微能量似乎就是一種電磁力，只是當前不為人所承認，因為原先描述電磁力的公式被人所抹除。我們所知的精微能量應該就是由其頻率構成的。

我們繼續討論另外幾個詞彙。

中文說的「氣」和日文說的「気」定義都很簡單，就是「萬物本有的生命力」。一般認為這種生命力（life force）以陰陽兩形（雌／負、雄／正）在地球及人的身體內流通；梵文中的「普拉納」指的也是這種生命力；「Ka」是古埃及的文字，意思也是「生命力」；奧根、奧德也都是，前者是奧地利心理分析學家衛爾海·萊希（Wilhelm Reich）取的名稱，後者是德國化學家、地質學家、冶金學家卡爾·馮·萊興巴赫（Karl Von Reichenbach）鑄造的名詞；乙太是「生命力」的古典說法，譬如「乙太光」（luminiferous aether）就是。乙太光是存在於空間當中的液態光媒介。「乙太」原本是科學界既成的說法，可是卻在上個世紀初遭到排除。

說到最後，這些個字眼說的全都指出同一個現象，也就是高頻能量（也許同時又是低頻能量）。這種能量同時遍布於各處，密度及電荷或許不同，其行為方式早已經過世界各地科學家的研究。這種能量是所有顯象（explicate or visible phenomena）所由生的基態。另外，上述的幾個定義還賦予精微能量一種特質，那就是「意識」（consciousness），這也是個難以理解的詞彙。我們待會就會界定這個詞彙，現在讓我們把「能量」講完。

以本書的目的而言，提到「能量醫學」中的「能量」之時，我指的既是（赫比塞四個公式所描述的）古典電磁力，也是精微能量。我有時候也會用氣、乙太、生命力等幾個詞來講精微能量。我們現在的科學都說這種能量並不存在——最大的原因是因為科學家尚未偵測這種能量。但是我們在本書會將這種「不信」（disbelief）擱置，原因有幾個：如果自古以來數以百萬，甚至以億計的人都會知覺並描述這種能量，而且他們的描述都有公分母（common denominator）可見，那麼其中必然有「有效性」（validity）存在。我們每個人都經過了文化的同化（acculturated），因此都相信目前的科學觀點已經是思想及演化的頂點；並且，既然當代科學說沒有所謂的生命力，沒有能量場，那就真的是沒有。這也許是真的。不過，若是能夠好好地看一下證據，尤其是好好地看一下「從地毯下」（under the ruig）翻出來的證據，就會知道精微能量確確實實存在，難以否定。西方的教育植根於科學和靈性的分別；這種「分別」的意思是，固體、液體與氣體是「真實」的，可稱之為靈魂或靈性的精微頻率則是「不真實」的。

我們現行的醫療體系尤其充斥著這種觀點。醫學科學尤其會完全把生命看成固體、液體與氣體。所以我們就必須討論一下「醫學」（medicine）這兩個字。

何謂醫學？

《韋伯字典》的定義如下：

1．診斷、治療與防止身心之疾病及所受損傷的科學；這種科學其中以藥物、膳食、運動及一些非外科方法治療疾病的一個分支。

2．醫學行為。

3．譬如藥物等用於治療疾病或外傷的藥劑。

4．作為解方會改正法之用的東西：譬如重建經濟的措施，形同重藥（harsh medicine）的手段。

5．薩滿（Shamans）——尤其是北美原住民的——實作法或信仰；據信能夠控制自然力或超自然力，或者作為預防手段或解方的東西，譬如儀式或聖物（sacred object）。

這一個廣義的定義涵括了薩滿巫醫及信仰，是一個好的定義。薩滿就是最初的聲音治療行者。他們以吟誦、鼓、沙鈴（rattle）與迪吉里杜管（didgeridoo）等等，利用不同聲音來治療。聲音固然對身體有益，例如能夠鎮痛、治療消化不良，但是對所謂靈性層面其實也有療癒力，對於典型的能量及精微能量都有作用。

因此，不論是什麼東西，凡是有助於療癒，或是將健康出錯的狀態改變為連貫的健康狀態，都可以說是「醫學」。我們現在的醫學是使用藥物、外科手術治病的對症治療醫學（allopathic medicine），把人的身體當作機器看待，從公式中剔除了意識，但是使身體活起來的，卻是意識這個東西。

何謂意識？

對於意識，《韋伯字典》這麼說：

1．有意識的狀態；覺知。
2．個人或一群人全體的思想及情感。
3．心智及感官完全的活動，譬如清醒的時候：意識恢復。
4．知覺到事物本身；內在的認識：知罪（consciousness of wrongdoing）。
5．關切、興趣、覺知：階級意識。
6．人覺知到的自己的心理活動（相對於下意識中的意念）。
7．哲學：心智或心理機能，以思想、情緒及意志為其特徵。

西方文化傳授給我們的典範或世界觀（所謂的「科學唯物論」），基本上是說意識來自於腦的活動，完全是局部性的，發生於身體內部；身體如果死亡，意識就隨之消失。沒有所謂永恆的靈魂，沒有天堂和地獄，也沒有上帝。另外一種觀點卻認為意識先於人身存在，人身存在於意識之內，人身死亡之後，意識仍然繼續存在。問題是，意識到底是靈魂（又一個麻煩的詞彙）的機能還是腦的機能？我們要怎麼理解呢？

當下直問的話，真的尚未知道答案，因為，除了「意識來自於腦的活動」這個假設，科學界對於何謂意識並無共識。所以如果有哪一門科學表示相反的看法，它將進不了需要同儕審閱的科學學報。不過我要聲明這指的是不同於門外漢觀點的主流科學或傳統科學。我知道現在學術界有很多人很認真在看待意識這個東西，不過這種視點尚有待逐漸進入傳統科學人的認知。

社會學家荷莉葉．祖克曼（Harriet Zuckerman）曾經說：「我知道有些人觀念已經超越主流科學。但是他們如果想資助研究，卻又必須通過同儕審閱；整個體系對於那些與現行所知觀念有出入的理念，總是持之以懷疑的態度。」[1]荷莉葉著有《科學菁英：美國的諾貝爾獎得主》（*Scientific Elite: Nobel Laureates in the United states*）一書，同時也是安德魯．梅倫基金會（Andrew W. Mellon Foundation）副主席。

我們從她這句話中就可以看出，所有的經費贊助及同儕審閱做法都立意要鞏固其原來的假設。YouTube的TED談話頻道曾經把魯伯特．薛爾德瑞克（Rupert Sheldrake）一次談話移除（後來才又恢復）。薛爾德瑞克是英國科學家，又是個多產作家。他在那一次談話中總結自己在《讓科學自由》（*Science Set free*）這本書中提出的觀念。他在這本書中質疑他所說的「科學唯物論的十大教條或假設」。

他質疑的這十大假設中有一條說除了人之外，其他任何東西都沒有意識。不過，值得注意的是，去年有幾位很重要的科學家，在他們的集會中表示動物也有意識；所以我們有了一點進展！不過，科學還有待將知覺力賦予樹木、岩石、水與星辰：因為這些其實都存有意識。說這些事物沒有意識根本違反全世界各地原住民的信念。他們原本和大自然和諧共存，但是後來白人出現卻破壞了這種和諧。

化約論科學（reductionist science）告訴我們的是意識源自於大腦，身體死亡時，意識就跟著死亡；所以我們已無法期待化約論科學會告訴我們不同於此的事情；這是我們的底線。他們非常堅持，絕對不願意放眼望向這個假設以外的實情，因為這表示他們會看到靈性或精微能量，但是科學人卻不允許看到這些，它們已來到靈性範疇之內。科學與靈性之分已有數百年歷史，在某些方面固然很有作用，卻也製造了一些局限。

這就是薛爾德瑞克試圖要揭穿的，也是他因而受到迫害的事情。他所說的是，讓我們檢查一下這些假設，看清楚這些假設正在阻礙科學向前進展，不要再把它們當作學說一般維護。讓我們用科學眼光觀察精微能量，不要直接擯斥其存在。人的意圖會影響隨機數產生器（random number generators），能量治療法在實驗室對實驗小鼠產生了前後一貫的效益，有人在你背後盯著你看，你會有感覺，也有人遠距視力（distant viewing）非常準確；相關證據很多，實際上證據堆積如山。觀察一下他國的文化傳統，也會發現很多證據都支持「靈魂永恆」論：靈魂在其時間之旅當中，不斷轉換人身，持續存在。本書撰寫期間，神經外科醫師艾班·亞歷山大（Eben Alexander）出版了一本非常受歡迎的書，叫做《天堂際遇：一位哈佛神經外科醫生與生命和解的奇蹟之旅》（*Proof of Heaven:A Neurosurgeon's Journey into the Afterlife*），現在仍然位居暢銷書排行榜上。亞歷山大是很成功的化約論科學家，原本堅信人的意識源自於大腦；後來他發生了一次瀕死經驗，才使他發覺其實並非如此。光是一本書固然無法提供什麼具體證據，但是這本書的暢銷卻清楚指出人們皆渴望自己擁有永恆的靈魂。

事實上，我們無法知道自己死後發生的事情。我們無法得知是否真的有天堂或地獄，不知道自己能否投胎轉世，抑或只是身上一些原子變成了蠕蟲、土與樹木的一部分而浸入宇宙湯

（cosmic soup）之中。我大部分時候對於「轉世」（reincarnation）持有中立的態度；身為務實的懷疑論者，通常在看到確切的證據之前不會輕易相信什麼事物。這和我對精微能量的立場不一樣。精微能量是我多年來親手體驗的經驗，而且我的經驗也一直和無數他人所說的經驗一致。

一般都將意識描述為精微能量的特質，而科學則是否定精微能量的存在，所以我們輕易就可以了解這個東西為何那麼難以描繪與理解。有時候，我碰到什麼搞不懂的事情時，我會問我的孩子。我在我的哲學探索路途中，曾經從我的孩子那裡獲得相當多的啟發。這一次文章要討論到意識之時，我就問我的兩個孩子和他們的朋友，「意識」這兩個字在他們而言是什麼意思。當中最小的一個十歲孩子，他不假思索立刻說「知道自己需要什麼，想要什麼」。我們家十二歲的孩子說的是「自我覺知」（self-awareness）。兩個比較大的孩子把我說的「consciousness」想成是「conscience」（良心、良知）：「噢，你知道的，雖然你有時候會故意做錯事，但你身上就是有個部分會告訴你要做對的事情。」

這個觀點讓我想到梭羅說過的一句話。他說：「我相信大自然中有一種磁力，你要是不知不覺間聽從了這一股磁力，它將會引導我們走上正途。」從這個觀點看來，我們的良知就是一股溫和的推力，一直在引導我們和無所不在的大意識接觸。

你可以做個小小的實驗：首先，想像自己身上有個光明、廣大的部分，我們稱之為意識；

這個意識不會死亡，而且又和萬事萬物有光明的連結。接著你再想像自己並沒有這個部分，你是零碎而無意義的世界中一個渺小的個體；這個個體一死亡，就什麼都一了百了。這兩種劇情，哪一種比較舒服？

現在再假想你經營一間很大的企業，你的企業賣藥給一些憂鬱無力、受到驚嚇的人，幫助他們復原。你的企業還贊助科學家研究塑造集體現實認知的方法。這樣的話，從企業的觀點而言，你希望你們的研究協助塑造的，是什麼樣的世界觀？接受他人贊助經費的研究，以及涉及其中的同儕審閱程序及其構思出來的規矩，我們的態度必須非常務實，因為，雖然也有一些真正好奇的人為的是純粹追求知識，但是整個研究中還是有很大的一部分，會在公司利益的驅動之下力求創造利潤。

馬克思曾經說「宗教是人民的鴉片」。若是照這句話的意思來說，接受「每個人都有不朽的靈魂，這個靈魂一直在『試穿』人身，以便嫻熟人身經驗」這樣的靈性信仰顯然比較舒服。對很多人而言，相信這樣顯然比不信好多了。這真的可以說是某種鴉片，你只要接受，那麼不論它是從什麼信仰系統形成的，它都足以創造一種幸福感，讓你不需服用抗憂鬱劑。

再回來討論「意識」。我們姑且假設自我覺知就是意識，所有的生物都有某種程度的自我覺知，即便是我們心目中那些無機物（inorganic）也都有一點。如果是這樣的話，就表示我們這一台小小的「人肉機器」還有另外一個次元，而且我們可以從這個次元和大意識或萬物連結。至於我們死後，這個次元是不是還在，以何種方式存在，就留給大家辯論。

我們的意識經驗是如何形成的，主要是看我們選擇的典範而定；所以我們現在就來討論一下「典範」這兩個字。

何謂典範？

《韋伯字典》說，典範是「一個科學學派或學門的哲學框架或理論框架，這一框架中制定了該學門的理論、法則、通則，以及支持這些理論、法則、通則的實驗；廣義而言，典範指的是任何一種哲學框架或理論框架」。

另外還有一個定義是說，「典範指的是一種世界觀，一般觀點，一種破解真實世界複雜性的方式。準此，典範深深植根於信徒和實踐者的社會化中：告訴他們何者重要、正當且合理」。[2]

我們目前所接受的教育，都是要我們接受科學唯物論框架。科學唯物論以固、液與氣體觀點看待生命，把宇宙及其中一切視同機器，否定精微能量及其相關現象（遠距視力、隔空治療、遠距感應或同步性等等），並且認為每一樣事物都是各自獨立，彼此分開，包括身、心也是。

但是，靈魂、靈性、精微能量或一體意識，甚至（我發現）生物場調諧法都不符合這個傳統典範。這一方面，眾人也是分成了兩派陣營。大部分人都是人云亦云，不會質疑那些看法，也不會思考不同的觀點。但是對於我們這些堅持質疑的人而言，那個「官方」的典範卻是那麼的不完全，令人灰心。

所以，我一直都沒有得知所有的面向，這讓我不是那麼完整地了解，但是也促使我立意要追尋完整的情景。因此，就是這樣的追尋，我超越了典範之外，無意間來到了另一個層次，那就是宇宙學（cosmology）。

何謂宇宙學？

《韋伯字典》說宇宙學是：

1．形上學的一個分支，探討宇宙的本質，一種描述宇宙自然秩序的理論或學說。

2．天文學的一個分支，探討宇宙的起源、結構、時空關係（space-time relationships），或者可說是探討這一切的理論。

但是我想增加這一個定義：宇宙整體以及人類在其中所扮演之角色的研究。有趣的是，我們平日很少聽說宇宙學，學校裡尤其不講這門學問。我們對於實有及宇宙的種種假設促成了當今所有的科學，人類所有的學科全部都受到了主流宇宙學的影響。當今人類戲劇演出的舞台，是這一支主流宇宙學架設的。

我們對於宇宙的理解、我們和宇宙的關係，決定了我們的價值觀，這個價值觀進而又引導並決定了我們在各種事物上的選擇。所以這是一個非常重要且值得討論的概念，但是卻很少人加以探討。在我們這樣的文化當中，在這個專家的時代，絕大部分人都沒有聽說過「哲學宇宙學家」這個職位。但是我在本書將會常常談到宇宙學，因為在我的研究過程中，我和這個領域的共鳴始終是最強烈的，所以，好好地探討一下宇宙學確實很重要。

幾年前有一天，我開車送我的兒子上學。途中，這個十三歲的孩子問我：「媽，妳是聲音治療師還是物理學家？」我回答說：「我是聲音治療師，但是我是盡力理解聲音療法物理學的治療師。不過，其實我是個敘述宇宙故事的人。」

他說：「我想我還是告訴人家說妳是物理學家好了。」

你很容易理解為什麼他寧可告訴朋友和老師說他媽媽是個物理學家。我們的社會承認並且尊敬科學家，尤其是尊敬物理學家。你要是講「聲音治療師」，講「能量醫學」，人家聽了馬上就舉紅旗，這方面我有第一手體驗。當年我選擇聲音治療法作為主業之後，每次我告訴人家我做的是「聲音治療」(therapeutic sound)，大部分人都會立刻有一種很微妙的、屬於意識形態上的排斥感。如果我說的是「聲音治療師」(sound therapist)，大家常常會有一種懷疑、「沒有聽過」的輕視。後來我變聰明了，我開始改說「研究可聞聲對人體效應的研究者」，結果變成每個人聽了都能夠接受。「噢，妳是科學家(我同意)。妳是學什麼的？」你要是告訴人家說你是「敘述宇宙故事的人」，對他們而言根本毫無意義，因為沒有人知道那是什麼東西，而且反而聽起來很愚蠢，所以後來我就一直自己知道就好，不過，在我戴過的各種「帽子」、有過的各種面貌(我先生說我是「有一萬篇墓誌銘的女人」)當中，這卻是和我最有共鳴的一個。

我讀過成堆的書，也跟過很多老師，但是把我從這兩方面學習到的知識綜合起來之後，我得到的卻遠遠不只了解聲音治療法而已。我認識到我們目前的宇宙學不但錯誤、狹隘，從未接受檢視，而且根本具有破壞性，讓人失望、無力。可是若是學習到新的宇宙學，卻會為之振奮不已。

最近我去紐約市做了一場演講，演講題目叫做「帶電的你，帶電的宇宙」(Electric You, Electric Universe)，我在其中介紹了這一支新的宇宙學(這一次的演講，我用簡報放映的幻燈片有六十二幀是宇宙學的圖片，只有三幀是生物場調諧的圖片。從這裡你就可以看出我後來對宇宙學產生的興趣有多大），介紹新宇宙學的過程很有意思。很多人會說「這就是失落的一部分」、「這真是令人振奮，興致盎然！」，很多事情在這個新的宇宙學中都能夠各就定位。每一次演講完畢，我聽到的最令人高興的一句話就是「這很有道理」。

我們的宇宙學應該要有道理才對，應該要能在很深的層次與我們起共鳴才對。聽聞這種宇宙學，我們應該要有一種「這個我知道」的感覺，就算未曾學習過也一樣。這種宇宙學應該要不難理解。

如此，接著我們就必須討論另一個詞彙，「量子」（quantum），我倒覺得「量子」很不容易理解。

常見的懷疑論者的不滿當中，其中一個就是替代性療法擁護者常常用「量子」來描述種種替代性療法的方法及材料。所以，我在我的實務當中總是盡量不要使用這個詞彙，撰寫本書亦然。我的原因有以下幾個。

第一個是，我曾經多次企圖了解量子物理學，但是至今仍然不明白量子物理學在說什麼。我懂的只是幾句話語，那是我用來支持我「一切事物到最後都只是頻率」觀點的引文。我曾經送我兒子一本書，書名叫做《愛麗絲夢遊量子國度》（*Alice in Quantum Land*）。那時候是為了可以和他一起讀這本書，一起了解量子物理學；我的閱讀障礙或許就是源自於此。不過經過我每一次的嘗試，每次都覺得自己像是在穿越沼澤。

《韋伯字典》對於量子一詞是這樣界定的：

1．量、數量、部分、總量、大量。

2．能量細分而成的極小量（increments）或包（parcels），由量化物理量（譬如磁矩）細分而成的任何小分量（small subdivisions）。

所以，基本上，量子指的是物體中的最微小物。好，那量子物理學就是「研究次原子層次的物理學」。不過這樣說表示什麼呢？《量子物理學懶人指南》（*A Lazy layman's Guide to Quantum Physics*）這本書有個很有趣的定義。作者詹姆斯．希格（James Higg）是作家、批判思考者、文藝復興家。他思考生命，包括量子物理學。他說，可以從量子物理學的種種發現衍生出下列說法：

你的意識會影響次原子粒子的行為。

或者，

粒子在時間當中不只會前進，也會後退，還會同時出現在各處。

或者，

宇宙隨時都在分裂，每一個普朗克時間（10E-40秒）都會分裂成數十億個平行宇宙。

或者，

宇宙和訊息超光速傳輸相互關聯[3]。

希格解釋說，量子物理學的麻煩——也就是為何它對於我這樣的業餘觀察者會如同沼澤一般——在於科學家對於量子物理學是什麼有多種詮釋。我有辦法說明其中幾種，但是這最後還是會變成一套我們原先想要避免的複雜敘述，一樣讓人困惑不明。如果想要多了解量子物理學，儘管去進行研究，建立自己的看法。至於我，我會極力避免討論到它。

不過，結束本段論述之前，我要引用量子物理學家馬克斯·普朗克（Max Planck）的一句話來說明為何聲音是一種有用的治療媒介。一九一八年，馬克斯·普朗克接受諾貝爾物理學獎之時，曾經說：「如今我們已經發現根本沒有物質這種東西，有的只是由一種看不見的智力所設計的各種頻率的振動。」我認為這樣的說法就是一種通俗量子物理學；但正是這個說法，才讓我感覺到既然一切事物——包括人體——都是振動，那麼，以振動治療振動就是合乎邏輯且又高妙的。

「頻率」這個詞和「振動」同義。所以我們現在就來討論頻率。

《韋伯字典》為「頻率」所作的定義如下：

> 一單位時間內通過一定點之波（waves）的數量；另外也是：身體在週期性運動中一單位時間內經歷的週期數或振動數。頻率 f 是完成一週期所需時間 f，或說是 $1/T$，的互易值（reciprocal）。地球自轉的頻率是每二十四小時一周。頻率通常以單位「赫茲」（Hz）表示。一個「赫茲」意指「每一秒一次（一周）」。一個 kHz 是一千赫茲，一個 megaHz（MHz）是百萬赫茲。

因此，頻率不過就是一定時間之內的總振動次數。譬如說，我有很多音叉，每一支的頻率都不一樣。既然一切事物都在跳動，或者說，在跳吉魯巴，所以一切事物都有頻率。人的身體裡面，每一個器官、系統都在一個頻率上共振，因而使得這個頻率從源點向外傳播。這個概念，從心臟的頻率——也就是心跳——去觀察其實最容易理解。我們常常會聽見自己的心跳，尤其是受到驚嚇或是剛剛用過力氣更是如此。不過，其實人體的每一個部位，包括腦部，都有其節奏以及最適宜的頻率範圍。所以我們的身體就像一首有各種樂器演奏的交響曲。理想的情形下，一切事物其實都在和諧狀態之下。但是，壓力卻會造成身體的某某部位失去應有的頻率。汽車會故障、樂器會走音，人的身體亦然。音叉可以提供同調頻率（coherent frequency），讓身體進行調諧，是一種重歸「和諧」簡單而無侵入性的方法。

由於我們長久以來所受的制約，我們一向是用機械、化學觀點在看自己的身體，所以，「頻率封包」（frequency packets）這個概念乍看之下有些難以理解。不過，只要稍加思考，你就會認識到自己內在構成當中確實有「頻率」。

我們對於文字的討論差不多已經完成。我之後還是會繼續介紹一些文字，不過在這裡我們先來探討一下「文字」這兩個字。

何謂文字？

翻開《韋伯字典》查「word」這個字，字典列出來的種種定義洋洋灑灑，令人頭暈。為了讓事情容易進行，我們先列出《韋伯字典》的第一個定義，然後參考比較好玩的《城市字典》

（*Urban Dictionary*）的定義。

《韋伯字典》的 word 是：所說的話。

《城市字典》（線上）說：word 是「my word is my bond」（字面意思是「我的話就是我的約束」，就是「我說話算話」的意思）這句話的簡寫；而這句話則是出自美國一所監獄的受刑人之口。這句話起先是縮短成「word is bond」，後來更是簡化為單獨「word」一個字，成了目前大家最常使用的形式，基本上意指「真話、真相」或「講真話」。

近年來，從非裔美國年輕人開始，屬於這個意思的 word 逐漸成為通俗詞彙，最後進入了整個文化當中。但是，如果你知道這個字和聖經也有一層關係，那將會很有意思。聖經一開始就說，「太初有道……」(In the beginning was the Word)。

所有講聲音治療的書都會討論到這個概念：全世界各地所有的創世故事，一開始都是說世界因為神說的話而開始存在。我們的世俗標準宇宙學完全不提上帝，但是依然是說聲音（就是「大霹靂」）從無至有創造了世界。不過現在我們有一個新的方法來體驗這個字，那就是唸這個字（word），但是要慢慢唸，唸到 r 時，要拉長唸成 rrrrr。這樣唸的時候，你想到了什麼東西？

如果是我的話，我想到的是以前那種老式的打蛋器。那種打蛋器有兩支攪拌棒，兩支旋轉的方向相反，一個順時鐘，一個逆時鐘，打蛋的時候會出現 rrrrr 的聲音。在印度《吠陀經》（Vedic）的創世故事中，普拉納就是那個「道」（聲音、話語），是從清淨存在的光明之海生起的聲波，是致使變動不居的顯性實在界從亙古不變的隱性實在界生起的「無住」（restlessness）或運動＊。話語——也就是頻率——就是「動」，就是運動，就是從「一」生出之「二」（雄與雌、正與負）的吉魯巴之舞。

《吠陀經》有一句話說，「那達婆羅門」（nada Brahma），翻譯成英文是為「all is sound」（萬物都是聲音）或「sound is God」（聲音就是上帝），意指萬物皆藉由頻率而生，藉聲音而有。聲音供給模型及動力，一切形色皆藉此模型及動力而生起。

既然如此，讓我們進一步深入探討聲音。

＊物理學家大衛・波姆（David Bohm）將「顯性秩序」界定為外在的、可見的，實體的世界；將「隱性秩序」界定為顯性秩序所由生的源頭，實體形色不斷由之開展出來，又退縮回去的內在整體。

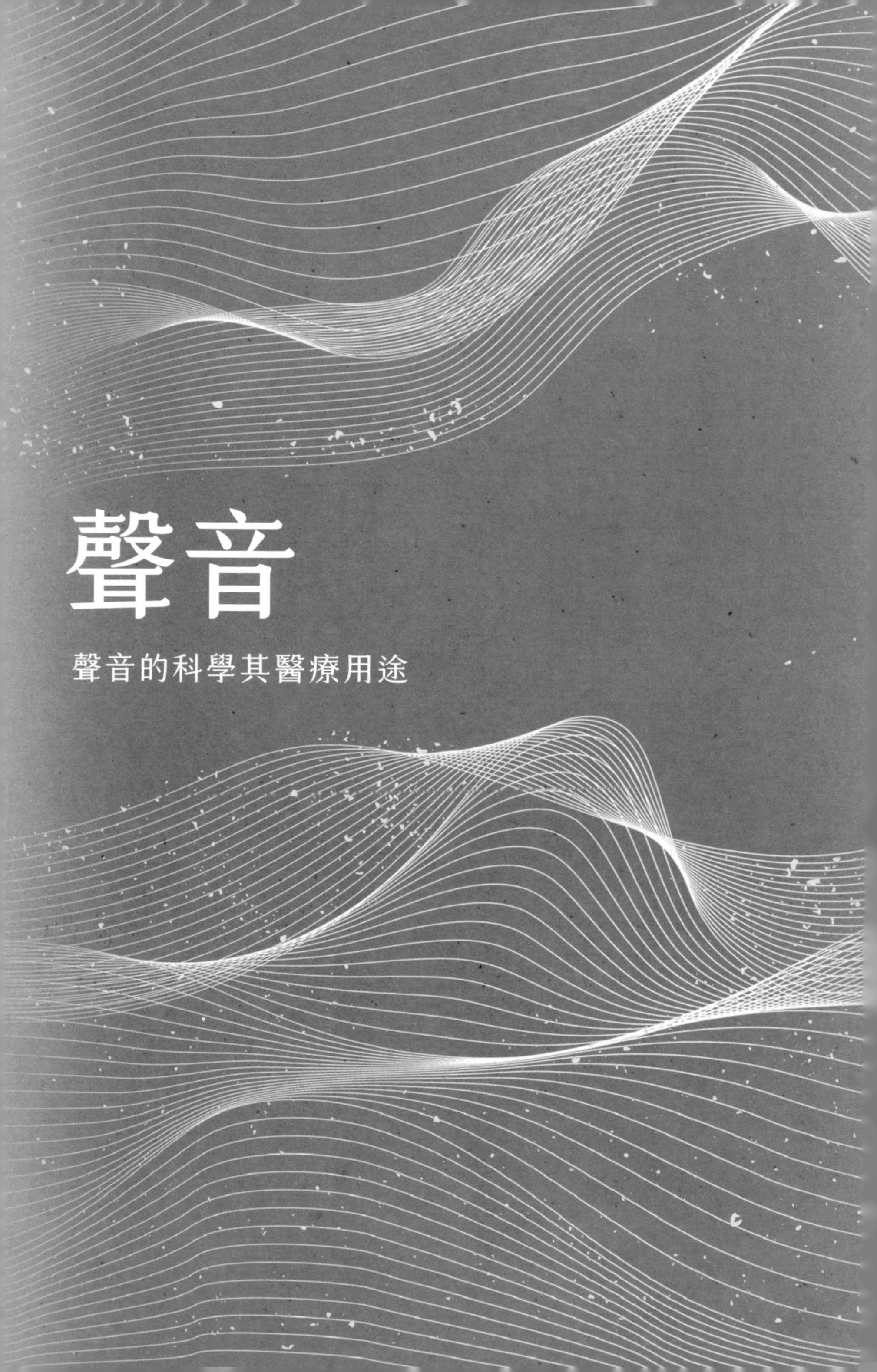

聲音

聲音的科學其醫療用途

疾病可以看作是一種失調。身體的器官系統無一不受聲音、音樂、振動的影響。

——醫學博士、《療癒之聲》(*Sound of Healing*)作者米契爾・蓋諾(Mitchell Gaynor)

開始談聲音的醫療用途之前，我們先來稍微談一下聲音是什麼。我們底下列出「聲音」的兩種定義，一個說到人身上的頻率，一個說到一般的振動。

經由彈性固體、液體與氣體傳輸的振動，頻率介於20到2萬赫茲範圍之內，人身的聽覺器官偵側得到。

傳輸過程中的振動，任何頻率均可。

就生物場調諧的目的而言，我們指的振動是第二個定義中的振動。

頻率超過2萬赫茲的話，叫做「超聲波」(ultrasonic)，低於20赫茲，叫做「次聲波」(infrasonic)。「赫茲」指的每一秒週數，譬如一支音叉如果說是500赫茲，這支音叉就是每秒振動500次。這一名稱來自德國物理學家海因利希・赫茲(Heinrich hertz, 1857-1894)。赫茲對電磁學的研究有很大的貢獻。

頻率會產生泛音或諧波。諧振頻率都是一基本頻率的倍數。如果基本頻率是500赫茲，它的第一個諧振波是1千赫茲（2f），第二個諧振波是1千5百赫茲（3f），第三個諧振波是2千赫茲（4f），依此類推。樂器會產生基本音和泛音。技術上，每一個音都有無數的泛音，只是我們聽得到的只是最前面幾個。這個概念請參閱圖2-1。想到音波，我們總是把它想成如圖2-2那樣的意象。

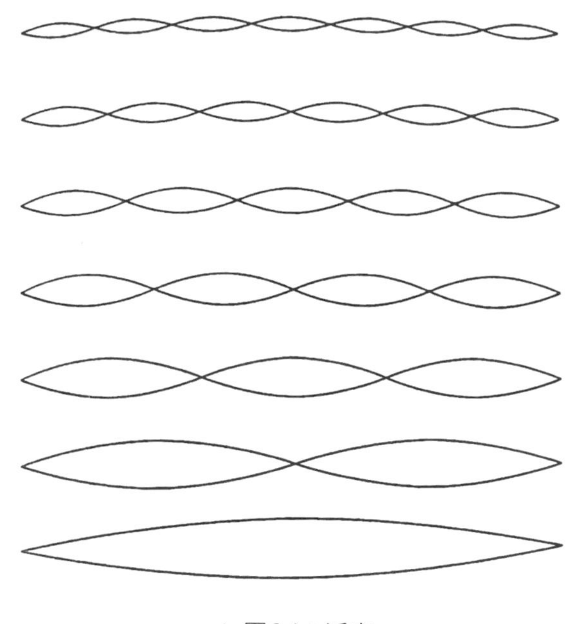

▲圖2-1：泛音

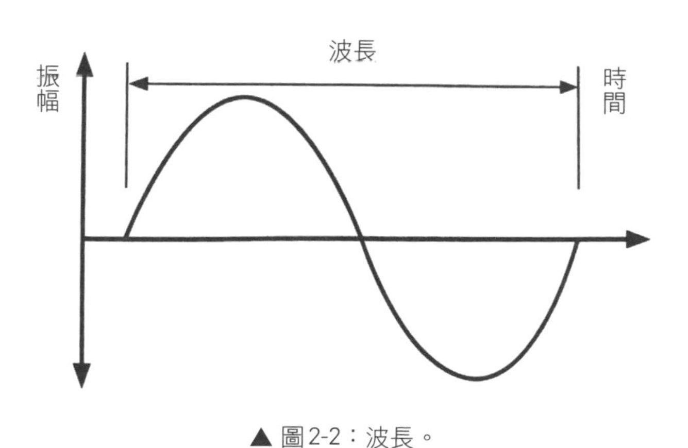

▲圖2-2：波長。

圖2-2描繪的是典型的正弦波，但實際上聲音是以球面波傳播，前進時是以三維形狀迴旋前進。在這一方面，我最近無意間讀到下列這一段很艱澀難懂的話：

譬如，聲音並不是空氣的振動。我們現在已經知道，聲波是分子幾何構型快速集、散的電磁過程。這種自組（self-organizing）過程在現代物理學叫做「孤波」（solition）。雖然還需要做詳盡的實驗，但原則上我們已經知道，相干孤波的頻率相當於這個組織過程在微觀或量子層次上的幾何。亥姆霍茲（Helmholtz）的同代人倍恩哈德·黎曼（Bernhard Riemann）已經證明了這一點。黎曼於一八五九年的一篇論聲振波（acoustical shock waves）的論文駁斥了亥姆霍茲大部分的聲音學說[1]。

換句話說，聲音並不是我們每次思考聲音前進方式（大部分圖解所呈現的二維正弦波）時，想到的那種壓力陣前波（pressure wave front），而是在任何媒介中前進的複雜幾何圖形。如果你曾經在聲動學（cymatics）影片中看過那些圖案，尤其是由聲圖儀（Cyma Scope）製造出來的圖案，就會了解這個概念。聲圖儀是一種實驗室用儀器，能夠將聲音和音樂當中固有的幾何轉換成圖形。

聲動學

聲動學（cymatics）是以克拉尼板（Chladni plate）將聲音、振動經由水等媒介轉變為可見圖案而進行研究的學門。科學家在克拉尼板上灑一些——譬如鹽巴，板子下方裝置喇叭音箱。音箱傳出頻率時，板上那些鹽巴就會形成幾何圖案。這個頻率改變，那個圖案就跟著自行改變，令人驚訝不已。音箱傳出的頻率越高，所產出的幾何圖形就越複雜。

我初次看見聲動學影片時，感覺非常驚奇。當時那一部影片是漢斯·簡尼（Hans Jenny）拍的。漢斯·簡尼是瑞士的一名醫生，也是聲動學的先鋒。我之前就聽說過「一切造物背後都有聲音在流動」這種說法，但是我卻直到看見這些幾何圖案，才真正了解其意義。那些圖案出現而後消失，再出現時，那個圖案已經完全不一樣；這一切變化都是跟著聲音的變化同步。剛剛看到的是這些鐵砂像人跳舞一般形成一些圖案，但是一把聲音關掉，這些鐵砂隨即像是線牽傀儡斷了線一樣，沉寂下來，沒了生命。我高度建議各位前往 YouTube 觀看這種聲動學影片，這將使你大開眼界（以及「耳」界）。

看到聲音可以影響物質界，就會了解咒語是有道理的。因為人體成分大部分是水，聲音會在我們身上迴響，影響體內所有的結構。從語調、字眼到說話時的情緒，我們所發的聲音

讓我和儀器銜接。接著我就開始和展場人員談起我的研究。一邊談，一邊我就看到電腦螢幕上的波形像是股票交易走勢圖一樣，忽上忽下，起起落落。接著他要我回想一下一些快樂的情緒，我就想起這一次旅行要出發時和兒子道別的情景。那一天我必須早上四點把他們叫醒，好和他們說再見；他們那種愛睏的模樣真可愛。想到這個，我就很高興，這時，電腦螢幕上的波形霎時變成了井然有序的正弦波。

這一台漂亮精巧的儀器可以讓人目睹各種好壞情緒、念頭對他們健康的影響。我們一直認為心臟是及於全身的驅動性節拍器，每一個細胞都浸浴在其電磁場中，但是，其實它的「心情」也會影響每一個器官及系統的健康。

因此，我們不僅會受到內環境「相干性對非相干性」程度的影響，外在環境對我們一樣有影響。

噪音

我在廚房餐桌上一邊寫這一頁，一邊特意聽了一下冰箱的聲音。這一台冰箱發出的聲音有好幾種：有低沉的隆隆聲，同時另外有一個時大時小的「嚕嚕」聲。真的，那些聲音都不好聽，我一邊聽，一邊感覺自己脖子、肩膀繃得很緊，協同我一起對抗那個噪音。

我家廚房裡面會製造噪音的，還有兩座螢光燈。有時候，我要是很忙，就不會去注意；但不忙的時候，我就會感覺到它們在那裡發亮，讓我覺得很不舒服。

我開過餐廳，知道廚房裡隨時會有各種聲音——冰箱壓縮機的聲音、天花板上電燈的低音、煮好的菜發出的嘶嘶聲、客人嚶嚶嗡嗡講話的聲音、喇叭箱播放的音樂聲或洗碗機的聲音。有時候碰到停電，這一切戛然而止，我常會嘆一口長氣，肩膀頓時輕鬆不少。這些噪音成為我身體的壓力源，不但造成我肌肉緊張，而且還會使體內能量流動凝滯。長期緊張會導致長期疲勞及各種失調症狀。

不幸的是，廠商製造機械引擎、電子發動機時，很少會考慮這些機器發出的是怎樣的聲音（聽一下掃葉風機的聲音你就知道了）。除了核子潛艇的引擎以及一些高性能機器，大部分機器發出的都是不協和音，讓人很有壓力感。現代世界充滿了噪音，自己家裡或外面都一樣，而且頻寬範圍很寬，現代人還有人能夠保持正常且健康，真的讓人驚嘆。我們的身體原本都有一些「出廠設定」（factory setting）的頻率，但是，我們的身體拚命維持這種內在的和諧之時，混亂的外在環境卻一直在打擊我們。

研究聲波傳播、吸收與反射的科學，叫做音響學（acoustics）。「噪音」（noise）一詞常常用來指沒有必要的聲音。在科學及工程學，噪音指的是遮蔽必要訊號的非必要成分。

那麼，什麼是「必要訊號」（wanted signal）呢？天籟（sounds of nature）應該是大部分人渴望的必要訊號。離開文明世界的吵鬧聲，置身大自然中，去海邊聽海浪的聲音，在森林中聆聽瀑布的聲音，登上山巔，享受全然的寂靜，身心都會獲得撫慰。很多療癒音樂都會參入各種天籟，不過現在有很多治療師和學員都開始在發掘鑼（gongs）、西藏頌鉢、水晶頌鉢或原民鼓等等樂器所發純淨音響的力量。

為何將聲音用於醫療？

人體結構使之對聲音非常敏感。聽音力是胚胎最先發展的感官，也是人死前最後停息的感官。人除了從耳朵覺知聲音，也會從皮膚「聽見」聲音壓力；人體的構成有70%左右是水，所以傳導聲音速度比空氣快四到五倍。

骨骼也會傳導聲音。比較新型的助聽器其原理都是直接經由頭顱骨把聲音傳到耳蝸。另外，現在也有一種技術，可以用音叉枕墊聽小骨（distal）是否骨折，方法是持一音叉使其振動之後，將其尾端靠近欲診斷之聽骨部位，另將聽診器靠近可能受傷部位，如果從聽診器中聽到的是清楚的聲音，那表示聽骨完整無損，如果聽到的聲音很小聲或根本沒有聲音，那就表示聽骨有骨折[2]。

細胞膜上的接收器負責對身體分子接受與回應。但科學家發現，接收器除了傳統所認為的那個鎖鑰結構（lock-and-key structure）之外，還有一種類天線結構（亦即初級纖毛）會對振頻有反應。生物學家布魯斯．李普頓（Bruce Lipton）在他的《信念的生物學》（*Biography of Belief*）當中寫說：

> 接收器天線還會讀取光、聲及無線電頻等振動能量場。這些能量接收器上面的天線會像音叉一般振動。環境中的能量振動如果和接收器天線產生共振，會改變蛋白質的電荷，使得接收器的形狀改變。正因為這些接收器會讀取能量場，所以「只有實體分子才能夠影響細胞生理」這種概念已經過時。生物性行為不只會受到類如盤尼西林（penicillin）等實體分子的控制，也會受到一些隱形力量的控制。這個事實奠定了「不用藥能量醫學」（pharmaceutical-free energy medicine）的基礎[3]。

我初次讀到這一段文字的時候，不禁坐在那裡望著窗外，良久良久，心情無法平息。這麼多年來，我運用音叉所觀察到的種種，我始終不解那到底是怎麼一回事，但是現在這一切頓時有了答案：細胞膜上原本產生非相干頻率及相干頻率的細小負相關「音叉」（reciprocal tuning forks），一浸浴在相干聲波當中，立刻「改變其調性（tune）」。

這也使我想到或許這就是直覺（intuition）的生物機制。我們都會感覺到別人傳出來的「氣息」，不過，那是怎麼感覺到的？「細胞上的小天線拾取到了環境中的頻率」這個概念可給予完美的解釋。我的學生——一個十六歲的女孩子——告訴我，她曾經參加過一次荒野活動，其中有一個項目是你蒙著眼睛在森林中遊走，但是森林中有些地方有人躲在那裡對你釋放邪念。這個項目的目標是訓練你感覺那邪念的頻率。

注意這一類訊息——大自然就是這樣運作的。養過寵物的人都知道寵物可以不靠語言聞知氣息。科學家研究植物也發現植物會讀取我們人的氣息。《植物的祕密生命》（*The Secret Life of Plants*）的作者彼得．湯京士（Peter Tompkins）曾敘述，他用測謊機（polygraph）測量植物，發現了很多有趣的事情，其中有一樣是，如果他存著用火去燒植物的念頭，植物會讀取到警訊。

關於音叉的運用以及用測謊機測量植物，去年夏天我有一次難忘的體驗（沒有想用火去燒植物喔！）。我去科羅拉多州訪友，然後我們又聯袂去找他們的一個朋友路易茲（Luiz）。路易茲那時候正在科羅拉多大學進行一項博士研究，研究內容和湯普金斯有點類似。他把兩棵植物連結到電腦的波動描記器上面。我們想看的是植物對於一些「調節」動作會有什麼反應。

一開始的時候，音叉距離植物約 2.5 呎遠，然後我像在對待個案一樣，將音叉慢慢往植物靠近。這時只見測謊機的曲線幾乎立即往下掉落。路易茲說：「這表示植物很放鬆。」然而，不久卻發生了奇怪的事情。平日做生物場調諧時，一個脈輪的調理完成之後，通常音叉都會出現很高的音調，表示脈輪正在放鬆之中。現在我感覺到植物就是正在放鬆。不過隨後我敲了一下音叉，只見測謊機的曲線便又立刻往上高升。可見植物知道它的治療已經結束，但是感覺我似乎還想繼續，所以就產生了抗拒。

第二棵植物給了我另一種奇異的體驗。前面那一棵植物是亞馬遜醫療植物，現在這一棵是一般的觀賞植物竹子。我把音叉往這一棵竹子靠近，只見電腦螢幕上的曲線動都不動一下，要真要說有，就是往上升高了一點點。但接著我看到完全出乎意料的事情：音叉泛音的頻率開始轉變，變成了表示「恐懼」的標準頻率，泛音當中出現了脈動情形。這一棵可憐的竹子看起來很怕我的樣子！我跟路易茲講了這個情形，他回答說，「聽你這麼說真的很有意思！因為上星期我們這裡來了一個很優的靈媒，這個靈媒常和科羅拉多州警察局合作。她也說這一棵竹子很怕人！」這裡面的意義真的是非常重大，因為，看起來並非只有人和動物有共通的情緒振動語言，植物也有。這一點說明了湯京士的植物會怕他的原因。這讓我想起平日大家所謂「狗聞得到恐懼」這句話。狗狗確實聞得到恐懼，而且還感覺得到可怕的事情，感覺得到人傳送出來的各種情緒振動。牠們之所以感覺得到，原因無他，就是因為我們說的都是環境氛圍中共通的語言。

我們後面將繼續探討聲音之所以會對身體起作用的原因。不過請先讓我回答一個問題，那就是，我為何會去研究聲音？

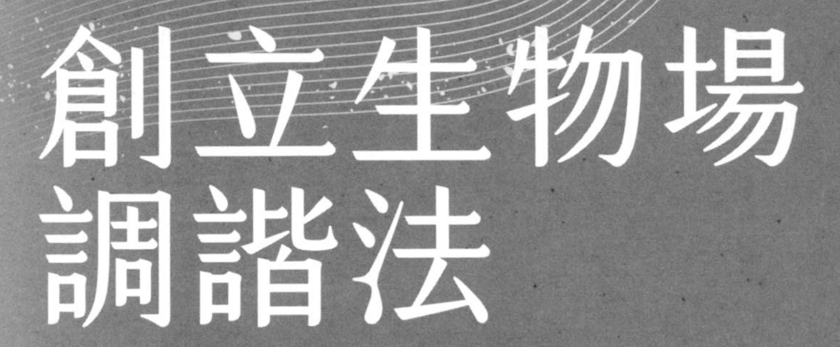

學習詠頌，發掘生物場，分享我的技術

是行者選擇路徑，還是路徑選擇行者？

——《薩布莉爾》（*Sabriel*）作者加斯．尼克斯（Garth Nix）

其實一開始我沒有想過要成為聲音治療師。但是，不管我們是否有意走上某條路，有時候人生就是會引導我們往那個方向前進。從一本書到下一本書，從某個工作坊到某種健康保健法，我的旅程一直像是在路上拾起麵包屑一般那樣開展，使我成了現在的我，也有了現在這樣不尋常觀點，這是我開始踏上旅程之初絕對無法想像的。

一路走來，我一直都在「療癒」的道途之上。這條路，最先是在我十八歲時浮現的。十八歲那一年，我已罹患暴食症一年多。那是在我很無知的情況下開始的。當時我在一家披薩店打工，一邊上模特兒學校。我喜歡吃披薩，但是每個禮拜體重那樣增加，都使我明白如果我要從事模特兒工作，一定要保持苗條的身材。有一天，我一個同事對我說：「我知道怎麼吃都不胖的方法。你只要吃過東西之後，再用手指插進喉嚨中引吐就行了」。我早就聽說過暴食症這個症狀，學校裡就有幾個女生有這種問題。不過我從來就不覺得自己也會罹患。只是當時聽起來這個方法好像可以解決我的問題，所以我決心一試。

我接受了同事的建議，然而這簡單的決定卻讓我陷入暴食暴吐地獄足足三年之久。從外在看，我長得很正、很有自信，也很活躍，但是我心裡牽掛的卻是什麼時候要吃什麼東西，然後要躲在哪裡引吐。這樣過了一年，我向母親坦白了這件事。家母成長於二戰期間的愛爾蘭貝爾法斯特（Belfast），常常吃不飽飯。那時候，她人瘦得像竹竿一樣，一直到現在還是。她決心要幫助我，就幫我了約了一名醫師。這名醫師是屬於家母他們那個健保組織（health maintain organization, HMO）。家母說：「這個我不懂。這是你們這一代人的毛病。」

我們依約前往，但是後來我和醫生為了這個病因的診斷是主觀的還是客觀的爭辯了起來。他堅持這個病有客觀的原因，我卻認為觀察及界定疾病的過程就是主觀的。我們吵了幾分鐘，他甩一甩手說：「我幫不了妳！」

後來我就開始自己來。我開始為下列這些問題尋找答案：「為什麼我停不下來？」、「為什麼我控制不了自己？」、「我的腦子裡為什麼一直在那裡說個不停？真的很煩！」、「如何才有辦法抑制下來？」、「我到底是怎麼搞的？」

以前的我其實是個書呆子學生。我戴眼鏡，戴牙套，常常埋頭在看書。這個小女生沒有我所謂的「正妹症候群」，因為我認同的是我的頭腦。之後我越級就讀，十六歲就從一所有名的預校畢業。不過畢業後的那個夏季，我開始拿掉牙套，換戴隱形眼鏡。那個時候我才發覺自己長得還不差。後來，一時興起，我報名參加了康州妙齡小姐選美（Miss Teen Connecticut

也找到了自己的人生目標。在歐洲旅行的時候，我經常在咖啡廳振筆疾書；我發覺自己是寫作者。但我發現，若要說我是寫作者，我卻還沒有什麼有意義的事物可以寫。寫作若是要有成果，我必須要有一些故事。另外，我還要能夠搞定自己。

從歐洲回來之後不久，有一天我出去散步，突然心裡靈光乍現，跑出了完完整整的「香草豆咖啡店」（Vanilla Bean Cafe）店號。當時我的綽號就叫做「豆子」（bean）。我是家裡六個兄弟姊妹的老么，在班上也是年齡最小、個子最小的一個。他們叫我「豆子」，一叫就固定了下來，從此不再叫我本來的名字艾琳。我有了靈感之後，非常興奮，一路跑回父母親的公司那裡。我在歐洲旅行的時候，他們買了一棟房子，在那裡經營郵購業務。

我喘著氣說：「媽，爸，我們在另一邊開咖啡店好不好？」「另一邊」指的是這一棟房子另外的半邊。他們立刻就答應，這件事其實不完全是意外，因為我們一家子都是吃貨。家母素有「大廚師」令名。我七歲時就有辦法寫出完整的餐廳菜單（這一份菜單我一直保存到現在。這一份菜單的「開胃菜」有蝸牛，但奇怪的東西不只這一樣）。父母親這一棟房子的地點很好，原來是車棚，附屬於一棟大房子。但是大房子後來發生火災，只有這一座車棚倖存。車棚在我們這個市鎮的一角，有很多停車位，而且鄰近一帶也開了一些新的店面。

家母把我四個哥哥當中的兩個叫來幫忙。經過了一堆繁瑣的事情，一九八九年八月，（後來大家口中的）「豆子」（the Bean）終於在康州龐弗瑞（Pomfret）開張，十六個座位，由我們四個人掌管。我們有湯和三明治、濃縮咖啡（espresso）、烘焙食品、甜點（哇，我們有甜點！）、冰淇淋和冷凍優格機。家母做乳蛋餅（quiche），兩個哥哥做湯和辣味，我負責烘焙。

香草豆開張後的前幾年，如果只是說「壓力很大」，真的是太過於「輕描淡寫」。開張後四年內，包括室外的座位，我們擴大到一百四十個位子，員工三十多個。我們一直在擴建。我們將原來的半邊又擴增了三分之一，最後還把郵購業務全部遷走。後來在後院又擴建了相當於廚房兩倍大的座位空間。

第一年之內，我幾乎每一天都從早上六點工作到晚上十點，沒有一天休息。每一天早晨，從烘焙、做餐點，到晚上拖地，然後睡覺。隔天醒來，一樣開始烘焙、餐點……如此這般，天天都一樣。我們越來越像是瘋了一般。白天店裡會有一個時段沒有客人，而這一段時間冬天更是冷清。這時候我就會想著甜點：「布朗尼？胡蘿蔔蛋糕？檸檬罌粟籽鬆餅？巧克力慕斯蛋糕？冰淇淋？」

咖啡店營運、客人、兩個哥哥、員工和時間的無情，這一切的壓力壓垮了我的意志力。我的體重直線上升到77公斤重，聽起來不多，但是對一個妙齡選美皇后而言，這簡直是比死還慘的命運。我沒有時間好好吃一頓飯，只能成天打游擊，吃一些糖果、麵粉製品、巧克力、乳製品和咖啡。我腎上腺開始出問題，神經越來越緊張；後來有一天，我突然領悟到再這樣下去，我等於是在自殺，這一切必須停止。

我之前看了很多非虛構書籍，為了追求個人的安好境地，過程中曾經對自然醫學（natural medicine）產生興趣。我有想過去學自然醫學，成為自然醫師（naturopath），但是想到回學校當學生需要耗費十二年以及其他資源，我就冷靜了下來。最後我決定離開咖啡店，去麻省劍橋上按摩治療法學校。

離開咖啡店的決定非常困難，兩個哥哥也對我的決定感到很不快。我覺得很內疚，因為開咖啡店是我的點子，把他們找進來，大家一起打拚，結果我現在卻要離開。但是，我一身是病卻是個難以迴避的事實：我長期伏身於流理台、三明治台、火爐和拖把水桶前，事實上整個背部皆已受傷，長期下來全身疼痛。我還有急性顳顎關節症候群，導致我耳朵隨時都會抽痛一下。我的膽固醇達到220以上，腎上腺素也已經快要燒光。我碰到什麼事都很緊張激動。

按摩學校除了讓我學習保健領域的知識之外，似乎也是一切不適的解藥，確實也是如此。我在哈佛廣場（Harvard Square）的藍屋（House of Blues）找到了服務生的工作，在蘇瑪維爾（Somerville）租下了一間公寓，而且毫不費力就把合身衣物降到4號。我三餐正常進食，騎單車上班，享受學校的氣氛，開始學習瑜伽課。另外我還上了十堂羅夫療法（Rolfing），這是一種很深入的身體施作法，能夠相當程度的恢復身體結構完整度。我變得比較健康，心情也很好。

可是一到二月，我開始感覺憂鬱症悄悄回來了。我知道，問題不光是在我吃的那些東西。我從十七歲左右開始就一直有憂鬱症，只是每一次發作程度不同而已；冬季總是比較嚴重，不過其餘的季節照樣會有。我有憂鬱症由來已久，那種沉重的情緒常年噬咬著我的心，直到二十九歲我生了大兒子，那種沉重的憂鬱才突然消失不見，如同魔術一般。也許是因為內分泌改變的關係，不過我認為也可能是因為昆恩出生之後，我不再一直想著自己的緣故。以前我總是想著自己，想著悲傷的事情，才會一直憂鬱，是我一直想著這些事情而導致的。但突然間有了另一個人讓我無時無刻不牽掛，使我隨時都有要緊的事情要做，原先那些失能、憂愁、食慾或怕胖等亂七八糟的想法就消失了。另外我想，這和我懷孕前一兩年練瑜伽、教瑜伽也有關係。瑜伽對我的重大幫助在於讓我開始注重飲食，注意調節身體狀況。多年來的暴飲暴食讓我完全不理會「吃飽」的開關，現在瑜伽終於幫助我回歸到這裡。

不過在那之前，甚至在那之後也一樣，有好多年的冬天，尤其每到二月的時候，我就會開始鬱鬱寡歡。從事後研究來看，造成如此症狀的一大主因在於缺少維生素D。現在的我知道冬天的時候每天攝取幾千單位的維生素D3足以創造奇蹟，但是一九九五年時的我卻還不知道。每一年，那種憂鬱和呆滯都會在消失幾個月後，再度席捲回來，那種感覺我太熟悉了。

然後，在我接到了一通要命的電話之後，一切都變了。母親從來不曾要求我協助她做什麼事，但是現在電話的另一端，她卻哭著說需要我幫忙。她說她身上出現了中風的症狀。

母親後來確診罹患多形性膠質母細胞瘤（glioblastoma），這是最麻煩的一種腦瘤，每一至兩個月體積會增長一倍。我們去看電腦斷層掃描時，看到那個腦瘤已經長到像檸檬一般大，壓迫到腦中主管語言和運動技能的部位，所以我們決定要動手術；不過後來情況更糟：本來醫生說她還能再活六個月，但是六週之後就母親就去世了。我突然必須回去龐弗瑞，開始代替母職，扮演她那巨大到不行的角色。

媽媽生前經營兩家公司，還要照顧我罹患中風的父親，是我們家的支柱。父親五十九歲時罹患中風，那一年我十歲。罹患中風之後，他右半身完全癱瘓。經過復健之後，他開始拿拐杖走路，也開始會說話，但是要想到每個詞彙還是有困難，雖然罵人和唱歌倒沒什麼問題。從他中風到媽媽病逝足足十六年，每一天都是她在照顧父親。她扶他起床、幫他穿衣服、餵他吃飯，並帶他去上班，他上班時用單手打字。晚上她幫他洗澡，換睡衣。我們都覺得爸爸隨時會走，到時候媽媽就可以恢復正常的生活，誰都沒想到後來卻是她先離開人世。

就這樣，我突然間又回到了餐廳，開始照顧家父，照料家裡的郵購生意。不過之前我在按摩學校已經學到「界線」（boundaries）和「照顧自己」，所以這次我已下定決心不再全心奉獻於餐廳。我要保留自己的興趣，追求自己的療癒藝術。

學唱歌

我開始一週做幾次按摩，也開始重新學唱歌。我二十歲時曾經收到內在一次很清楚的引導訊息，要我去學唱歌。我一直不曾有過好歌喉。小時候上音樂課，我始終是那個拍手抓錯拍子的小朋友，唱歌會走調，吹單簧管會走音。我沒有任何音樂細胞，常以自己的歌聲為恥。然而，那個引導訊息（梭羅的「精微磁力」，或是我後來所謂的「信箱」）卻老是在戳我，要我採取行動。我和老師約好碰面，第一次去的時候，我的心跳快到彷彿要從喉嚨裡蹦出來。老師在鋼琴上一次又一次按C音，要我用la唱出那個音，我就是唱不出來。我膝蓋發抖，手心冒汗，最後終於擠出了一個音，眼淚也跟著掉了出來。

那之後的七年，我總共換了七個老師。前五個老師都說我是個「音聾」（tone deaf），絕對學不會唱歌。我聽不清楚音符，因而也發不出來，唱的音調一定會跑掉。然而，我始終記得有一句非洲諺語說：「你只要會走路，就會跳舞；只要會講話，就會唱歌。」對我來說，唱歌像是天賦人權；我相信人人可以，我也可以，只是要找對老師。

我有好幾次上完課後流著淚回家。不知道自己是哪一根筋不對，我到底是怎麼搞的，心裡總是放不開。音樂課對我來說形同苦刑，但我還是一次又一次地照常上課。到了第六個老師，我總算開始有一些進步，雖然大部分時候還是五音不全。第六任老師相信我們可以有所進展，但是除了這一點之外，另外一個不同之處在於，換到第六個老師時，我已經在上瑜伽課，同時已經完成了十個羅夫療程；原本一直從我的聲音反映出來的肢體僵硬此時也已經開始鬆脫。

我的童年幾乎一直處在防衛狀態中。我是家裡六個小孩子裡面最小的，和哥哥姊姊差距六歲到十二歲，個性非常脆弱、敏感（照母親所說，我「太敏感」，「什麼事都記在心裡」），常常還要抗拒手足們的強行抓扭（Indian rope burn）、強行搔癢（tickle attacks）、「吊娃娃」（the claw）、駱駝咬（camel bites）和冷言冷語。在學校裡，跳級兩年使我始終處在「啄食順位」（pecking order）的最後面。我個子最小，又最不合群，常常被班上同學欺負，有時候會噙著淚回家。（我外表一直像個小六生，直到上高中的十六歲之後身高才猛然抽長。）

十歲以後，父親中風。以前父母從來不會成為我的壓力，現在卻變成一大壓力來源。父親中風之後，開始常常「癲癇大發作」（grand mal seizures），每次發作都很突然，很猛烈嚇人。這種症狀能靠吃藥控制下來，但是他很討厭吃藥，有時候沒有跟我們講就自行減藥，致使他再度大發作。

父親中風也讓母親精神崩潰。她本來一直對我很好，依賴我，也很有耐心，很愛我，但是老公突然中風癱瘓，她必須接下父親原本的郵購事業（那時候正好碰上七〇年代的通貨膨脹，那個事業從開業以來第一次虧本），還要打掃大家宅，照顧四個正當少年期的孩子（他們那時候只會開車兜風和吃喝玩樂）和當時十歲的我。母親開始會在半夜起床走來走去，叫喊說想要去死。我把床搬進她的房間，晚上可以阻止她叫喊，這一招有效。要不然我之前在自己房間，一聽見叫喊，我就只能屏住呼吸，躺在床上，全身每一條肌肉都像鋼琴琴弦一般，繃得緊緊的。我渴望父親情況改善，希望這場惡夢趕快結束。不過，雖然他復原了一些，但是卻一直需要他人照顧。

這一切的經驗都讓我心裡繃得很緊，隨時都維持著防衛的心態。有一次我和老公談起這件事，我說我當時是「守得很緊」。他說，「妳不是『守得很緊』，而是在『建造防禦工事』。」

我從實際施作治療的經驗中發覺，人越聰明，其防衛機制就越巧妙——不論是防堵心裡不愉快的記憶，或者是外在不愉快的事情都一樣。像我就建立了一個很巧妙的防衛系統，用來應付洶湧而至的壓力，也用來鎖住身體多個部位。負責喉嚨運動的腦部訊號是沿著迷走神經（vague nerve）傳送的；迷走神經之所以叫做「迷走」神經，是因為它會跑到身體很多地方。身體如果有收縮情形，會反映在你的聲音當中。我們都知道從電話中你很容易就可以從對方的聲音聽出他是不是有壓力。身體收縮使神經系統收縮，然後從聲音的音質反映出來。更有甚者，照中醫的說法，「腎開竅於耳」，所以腎臟也保留了震驚、恐懼等情緒的振動。腎臟一直是我身體最薄弱的一部分，好多位能量醫學治療師都說我的腎臟能量堵塞，這顯然是我聽力不足的部分原因。

後來我在第六位老師那裡經歷了幾次突破，不但聽人講話比較清楚，而且唱歌也比較不會走調了。當然，我身體還是很緊，譬如，我就感覺我的喉嚨裡面有一個結塊。不過至少我已經有了相當的改善。後來我的第七位老師告訴我，經過最初的施展之後，「妳現在聽力不錯，唱得也不錯」。聽到她這麼說，我大大鬆了一口氣！從這次經驗，我開始相信，只要聽覺系統沒有實體缺陷，大部分人學唱歌都不會有問題；也許還是需要相當大的毅力去練習，但是「音聾」絕非無期徒刑。

後來很多人發覺我當年必須去學「聽聲音」，知道我並非天生就有音樂才能之時，總是非常驚訝。他們好像都以為我天生就有音樂細胞。我發覺，如果我要教別人做的，是我自己本身當初學得很辛苦的事物，我會很有耐心；如果是我當初輕易就學會的技能，我就比較沒有耐性。（譬如，如果是烘焙，我就會說：「你丟一點這個，再丟一點這個，攪拌一下，送進烤箱，聞到香味時就好了。」）學習聽清楚聲音對我來說就學得很辛苦。

我的音高（pitch）也很差。我使用C音音叉已經有十五年，到現在，隨便拿一支音叉敲一下讓我聽，我還是分辨不出那是哪一個音。我學習的焦點集中在泛音方面的知識，比較不在個別的音符本身。我的音感差，或許和這一點有關。不過，也是因為這一點，所以每次拿著音叉掃描身體，我都有辦法從那轉為不協和音的泛音當中「聽到故事」。這樣，我們就必須講到我們的故事：我所說的生物場調諧法的肇始及發展。

生物場調諧法的由來

我天生就是個研究者。只要對一件事產生興趣，就會窮研一切與之有關的事物。一九九六年，有人送了我一本書，這本書內容講的是用顏色及聲音治療病症的事情。其實前不久我才剛得知「量子物理學」這種東西，腦筋裡有了「一切事物都是振動」的概念。得知這個概念之時，我當下就覺得，如果凡事都是振動，那麼以振動處理振動就再合理與巧妙不過了。所以我就開始針對這一方面的書找什麼看什麼。讀過一堆書之後，有一天我在廣告郵件中看到了有廣告說到整組「治療用音叉」，當下立即訂購。這一組音叉叫做「太陽諧譜」組（Solar

Harmonic Spectrum set）總共有八支C大調八度音階音叉。所附的使用說明書很簡單，只說C音音叉用於海底輪，D音叉用於腹輪，依此類推，最後是B音叉用於頭頂輪。依據《吠陀經》及一些古老的傳承，人的脊椎總共有七個能量中心，叫做「脈輪」，是身體「精微解剖學」的一部分。

我開始在我的按摩治療法個案上實驗音叉。我用曲棍球冰球敲一下音叉，然後拿著音叉照說明書所說靠近身體部位。我發現，音叉靠近的身體部位一改變，音叉的音量、音高、音色就跟著改變。我非常驚奇。我原本以為音叉的聲音會始終固定，穩定。但是現在，你敲一下音叉，然後用音叉掃描身體各部位，它的聲音卻會隨著各部位而有所不同，尖銳、平直、沉悶、大聲、柔和，甚至完全靜止，不一而足。

而且我發現，個案如果有主訴身體哪裡疼痛，音叉靠近那個部位時就會產生巨大而尖銳的聲音，要不然就是反過來發出「噪音」，或是完全靜止。我注意到，拿著音叉靠近身體部位，保持約六寸距離，過了一會，音叉的聲音會轉為清晰。通常過了一個禮拜，個案回來的時候會告訴我說他不痛了，讓我覺得很驚訝。療程結束之後，個案常常會告訴我他覺得整個人比較寧靜，輕鬆。

另外還有一個奇怪的現象，就是我有時候會「拖曳」（drag around）到一些能量比較強的地方，我覺得那就是讓音叉音量升高的地方。譬如，如果我掃描個案的臀部時，音叉音量變大聲了，這時我就能夠用音叉「鉤住」（hooking in）這個高能量點，把這個高能量點拉來拉去。對我而言，音叉靠近身體中線時聲音會變大是有道理的，因為整個脊柱上下就有幾個脈輪和神經叢（nerve plexus）所在的地方。

後來我發展出所謂的「點、拖、放」（click, drag, and drop）技法。這個技法基本上就是將身體周邊一些（我只能說是）「能量」的東西「梳理」（combing）到身體的垂直中線；整個過程很像是用磁鐵從鐵盤下方搬運鐵盤上的鐵砂一般。我發現，每次我一完成這個拖曳過程，音叉的音量就會大增。

脈輪

梵文「Chakra」（脈輪）意指「輪」，是能量中心，也就是脊椎精微能量流當中的「旋輪」或「渦流」，請參閱本章圖3-1。這些能量中心大致上位於神經叢（可以把精微能量視為神經叢內電力的高次諧振）所在之處。

我不太喜歡用chakra這個字，因為很多人都不認得這個字。我一直盡力銜接科學和靈性這兩個領域，所以，只要可以，我都盡量使用大家比較熟悉的字眼。英文裡面並沒有什麼字和chakra這個字相當，因為英文並不存在這一種能量解剖學的概念。

越來越多個案要求我實行聲音療法，不出幾個月，我實行的聲音療程已經多過按摩療程。由於這是我全新的領域，所以除了當初音叉產品所附的說明之外，我沒有什麼操作指南，過程中我只能依靠我的感官，信任我的直覺。

信箱

我用「信箱」(mail slot)比喻直覺力給我的引導。這個概念我得自一本書，書名我已經不記得了，但是我還記得當初作者探討的是他對直覺過程的體驗。他把直覺比喻為後腦勺的信箱，這個信箱隨時會打開，跑進來一張啟事。他發現，假設這張啟事是在指示他做什麼事，然後他照做了，他竟然真的會因此而獲益。如是之故，他開始信任並且遵循跑進來這個信箱的訊息。

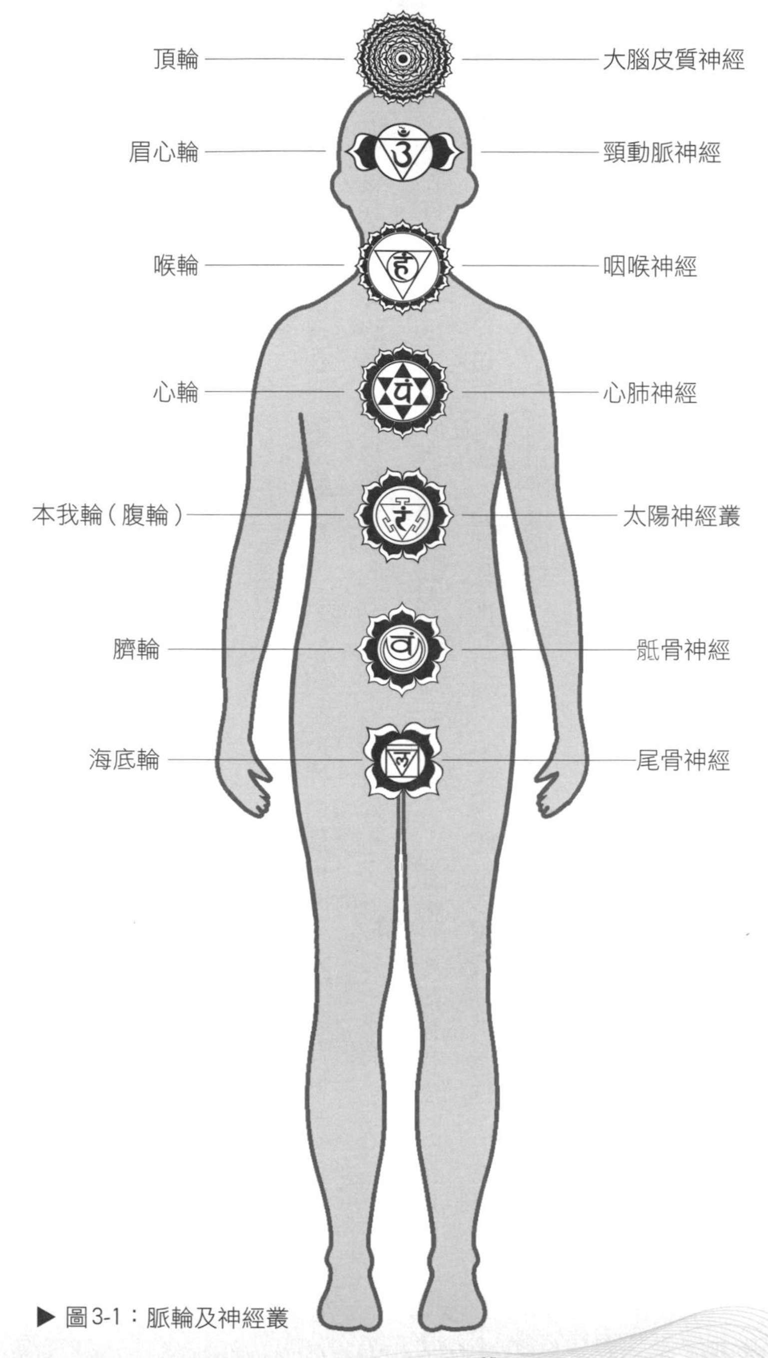

▶ 圖3-1：脈輪及神經叢

我覺得用「信箱」這個說法來比喻我們所謂的「內在引導」真的很貼切。這個「內在引導」也可以說是我們心裡的老師。對於音叉的用途，我身為自學者，可以說這其實也是我親身的體驗。有的人會說到天使、動物等等「指導靈」(guides)，我聽了很不自在，因為，從我的觀點看，我們根本無從獲知這些訊息背後所傳達的涵義。我個人就很尊重這個奧祕。

我之所以要在這裡討論這個「信箱」，是因為這種過程最能夠說明我為何會發展出我的治療法。我想，或許是我父母教育我的方式吧，他們當初生了五個孩子，有了我這個老么之後，他們明白了一些事情，就開始給我很大的空間，讓我「想做什麼就做什麼」。所以我一直都對自己內在的覺知很敏感。而且我十七歲到二十歲之間常常獨自外出旅行，去過很多地方；旅行過程中我總是必須完全依靠自己的覺知和直覺決定事情。由於這些經驗，聆聽並信任自己內在的引導時，我不會像很多人那樣感到恐懼或疑慮。

發現全身上下的能量場

如前所述，我開始將「點、拖、放」技法用在個案身體前側七個脈輪之上。後來有一天，我突然想到叫一名個案翻身面朝下趴著，然後同樣施作「點、拖、放」，結果我卻在背部發現了完全不一樣的「地形」。從此我就將背部梳理也納入療程當中。

然而，我最大的突破卻是二〇〇五年的一天意外發生的。那一次，我拿著一支已經敲響的音叉向桌前走過去（平常我會在個案身邊才敲音叉），走到距離個案喉部大約76公分之處，音叉突然大聲起來，而且還很尖銳。我整個地方檢查了一遍，發覺有一「包」東西，長約10公分，音叉每次通過這一「包」東西，聲音就高亢起來；一離開，聲音就隨即降低。我感到很好奇就開始用「點、拖、放」把那一包東西拉到個案的喉輪部位，這時你簡直就可以感覺到身體的那裡把那一包東西吸了進去。這一名個案原來主訴下顎部、頸部、肩膀痠痛，但是我檢查這三個部位時，卻聽不到什麼噪音。我對這個情形感到狐疑不解。後來，我根據自己讀過的密教文獻，推測那些噪音應該是已經跑到個案體外的能量場了。

這個個案做過很多種治療法，包括整骨醫師、針灸、整脊醫師、按摩治療法，但始終沒有解除不適。但是那一天做過那個療程之後，她隔天打電話給我說，好意外，她的痠痛都不見了（我聽了也覺得很意外）。後來她的痠痛也沒有再復發，只是偶而有壓力時會稍微發作一下。

從這次以後，我就開始進行個案身體周圍區域的探索。空間許可之時，我甚至探測過距離體側1.82公尺遠的區域，從那裡沿著診療台等高的高度往身體梳理能量。我陸陸續續發現了我所謂的「包」、「牆」與「場」現象，也看到了經由泛音以及個案從全身各部位表現出來的種種振動訊息。我發覺我好像有能力解讀這些反饋訊息或是「聽見」音叉講的故事（這種超乎常人的聽力叫做「遠距聽力」。與此類似的有所謂「遠距視力」，講的是看到常人看不到的東西，譬如能量場中的色彩）。某些部位，音叉的音調聽起來很悲傷、憤怒、恐懼，甚或各種情緒交集。就像音樂當中，小三度（the minor third）音始終表現出的悲傷之情，同理，儲存於能量場中的訊息及音叉所發的聲音，兩者之間的介面也會引發人某種情緒，讓我大為驚異（其實這些事情常常讓我大感意外，不是只有這一次）的是，我發覺人身上同一個部位總是儲存同樣的情緒。

譬如說，我觀察到（準確一點應該是說聽見）左肩外總是保存了悲傷情緒；臀部右側外保存了罪惡感、恥辱；頭部左側外保存了煩惱，依此類推，全身各部位無不保存了特定一種情緒。我花了好多年時間才把整幅拼圖拼湊完成，如今我稱這一幅拼圖為「生物場解剖圖」（biofield anatomy）。我會在本書第七章詳細討論這種「生物場解剖學」。

每次發現資訊能量包時，我不僅常會經由「信箱」聽見裡面的情緒，而且還聽得出來那情緒最先從幾歲時產生。我發現，最靠近身體的，是目前或最近產生的訊息；童年幼時，乃至於出生前的胚胎時期產生的訊息，位於能量場的最外緣；中央和外緣之間保存的則是童年期之後至現在之前這一段時間產生的訊息。這種排列很像樹木的年輪，但是卻和傳統密教文獻所記述的不一樣。我在傳統密教文獻中看到的並不是這種照時間順序發生的線性現象，或是特定情緒位於脈輪兩側之外的特定位置之部位化現象。我的發現和卡洛琳．米斯在《靈性解剖》（*Anatomy of Spirit*）當中敘述的大部分一致。但是除了她之外，讀了那麼多這方面的書之後，還沒有看到其他作者提及這種現象。在這樣的情形之下，我將自己的觀察所得視為客觀現象，開始摸索前進。後來，直到我在幾百個個案身上都看到同種模式持續出現，而我的學生也觀察到了相同的現象，我才開始對這個訊息儲存結構產生信心。我相信這種結構確實存在於我們的身體能量場之內，也可能存在於和音叉聲頻連結的能量場中。

雖然這麼說，但我還是要指出我所想像出來的結構。我有個個案是水文師（dowser），專教勘水術。有一次他跟我說了一個故事。他說，他在班上建立了他的心智與屋外某處地球能量的連結，然後要學生去把那條連結線找出來，但是他沒有告訴他們那個連結只是他想像中的連結。他的學生回來後，每一位都用地靈尺（dowsing rods）找到了那一條連結線。接著他在心裡把這個想像中的連結解構，然後要學生再去尋找，結果，這一次學生再也無法找到那一條連結線。我們的心，力量很大，能夠製造出我們未曾學過的事物。水文師這個故事證明我所謂的「生物場解剖圖」，這個結構也許只有我處理個案之時才會出現，實際上並非真的存有的事物。

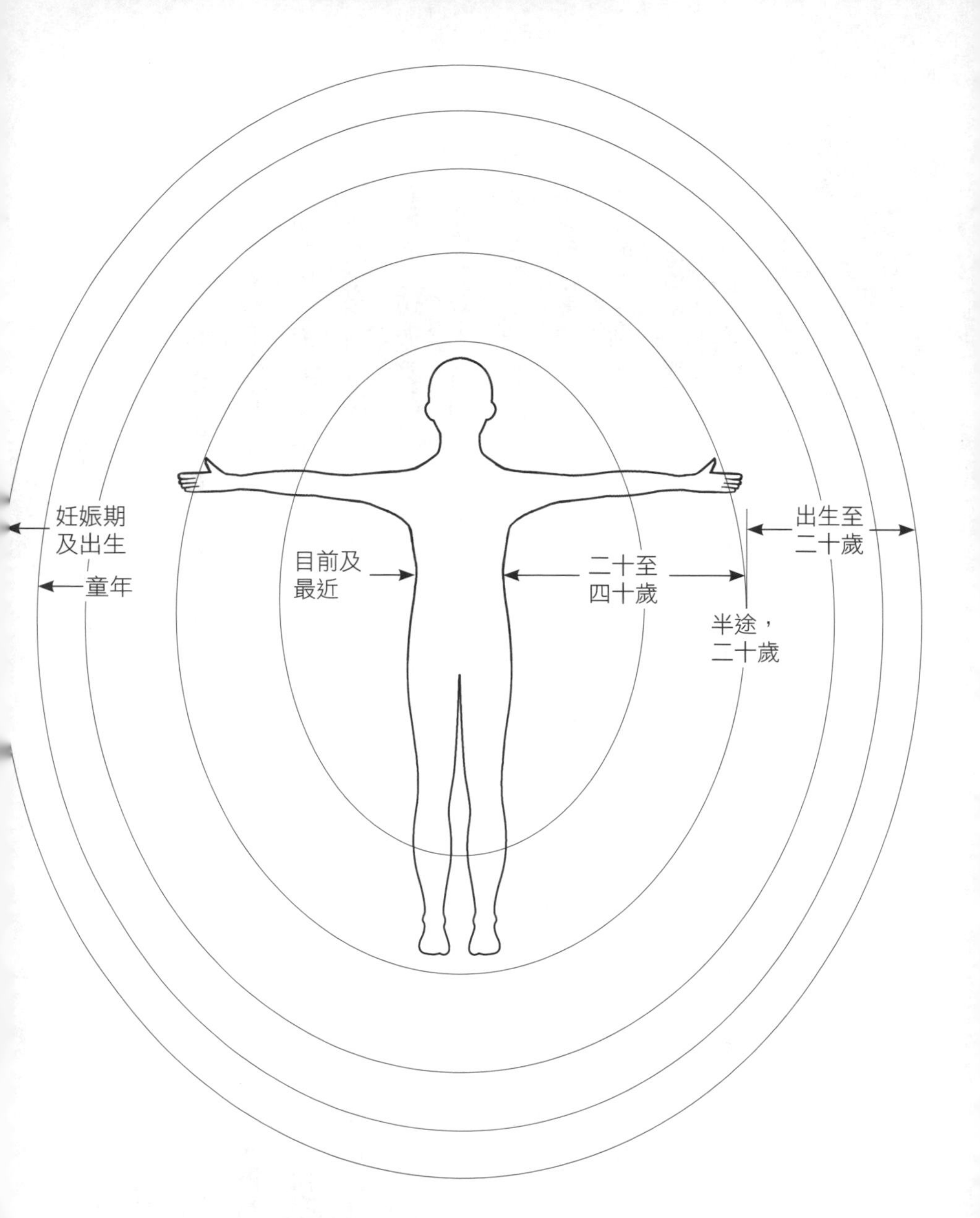

▲ 圖3-2：四十歲人士生物場年齡年輪，類似於樹木年輪，隨著年齡的增長，我們早年的紀錄也會一直向外推展，漸漸離開身體中心。

後來我做了一次小小的實驗，結果證明真的有這個可能。我向一位物力學教授示範我的技法後，他建議我改用夾鉗去夾音叉，不要手持，看看結果如何。結果我卻發現，我一不手持音叉，音叉的音量就毫無變化。原本我是依靠音叉音量的變化，來判斷我是不是接觸到了「能量」或「電荷」，但現在，音叉通過生物場時，雖然泛音還是會改變，但是音量卻前後一致，一成不變。顯然這表示原先我的能量影響了整個過程，但改用夾鉗打斷了這個能量交流迴路。所以到最後，我根本不知道到底發生了什麼事。可是，就是因為這個「不知道」，我才想要繼續研究下去，並且開始使用敏感的錄音器具、機械式指針，還有自擊音叉（self-striking tuning forks）。不過，如同我的學生所說，生物場不論是否真有其事，是否客觀存在，其方法、結構都是可以傳授、複製，並且產生益處的。

效力於聲音

二〇〇六年我的聲音治療法來到了交叉點。這十年來，我一直是靠著個案口耳相傳，如同兼職一般一週只看兩、三個個案。做這個是我的嗜好，是因為好奇心，所以我沒有打算要把它當作我的正職。先不說我自己很難將內在的資本家和治療師調和在一起——這兩者根本無法走在一起。另外一個原因是，我的生物場調諧法對大部分人而言實在太奇特，難以解說；當作業餘嗜好反而容易一些。

香草豆咖啡店屬於我的部分已在二〇〇二年盤讓給我的兩個哥哥。那一次可口可樂公司將我們的咖啡店作為他們的新產品「香草可樂」的發賣點，讓我們非常驚喜。為了發表他們的新產品，他們一定有用「香草」做關鍵字在網路上搜尋過。二〇〇二年五月，第一批香草可樂運抵康州龐弗瑞的香草豆咖啡店。我們的咖啡店暫時成為媒體所稱「宇宙的飲料中心」，大新英格蘭區各大報也做了報導。我們的店有好幾個禮拜是當地唯一買得到香草可樂的地方，使我們原本已經很忙碌的咖啡店更是人潮洶湧。我趁這個機會完全退出，將咖啡店交給我的兩個哥哥。我們照顧父親三年之後，他於一九九八年過世，我不再有一定要留在龐弗瑞的理由，於是我和先生決定一圓住在佛蒙特州的夢想。

我們搬到了佛蒙特州北部的約翰遜鎮（Johnson）。在那裡過著多年單純的生活，兼職，照顧兩個孩子（一個四歲，一個一歲），我又開始有了新的念頭。因為我已經做過餐飲業，所以不想再重操舊業，我想創立產製某種特殊食品的公司。所以我開始星期天晚上就跑去雜貨店看看哪些產品比較「熱門」，銷售量比別人多。我找的是一個「空隙」，一個新興市場，還有好的毛利。

有一天我在家裡廚房想著要做什麼點心給孩子吃的時候，突然想到了爆米花（要那種鹹甜兼具的）。我從來沒有吃過爆米花，但是我看過節慶、園遊會時總是有人在排隊買爆米花，只是我從來沒有在店裡看過。我立刻決定要賣爆米花。我找了一口爆米花鍋子、食材，做了一批原料。而且，我既然住在佛蒙特州，我就用楓糖漿來做，這樣我的爆米花就是有機爆米花。我開始帶著樣品去找店家，沒多久，我就開始為五十多家雜貨店供應爆米花了，其中有幾家還是大型的雜貨店。

兩年不到，我的爆米花生意已經到了手工生產應付不了的地步，不但賣得很快，而且需求量還一直在增加，原有的生產設備已經趕不上供給。我必須擴充設備，增加一些自動化機器，但是那時候我自有的資源不足，所以我需要找人投資。我便寫了一份企劃書，開始找投資人，但一路上去不斷碰到路障。我開始感覺宇宙一直在我路上丟石頭。後來有一天，我終於停下來，然後想道：「事情總要發生；沒發生這件事，就會發生另外一件事；所以我聽天由命。」

我從「信箱」收到的訊息，有時候像是便利貼啟事，有時候卻像是掛號信。要開香草咖啡店，移居佛蒙特州，這種在人生轉捩點收到的訊息力量都特別強。這一次對尋找投資人的阻難產生疑慮之後，我的信箱收到了一份很清楚明白的指引，說，「這個世界需要的和諧，不是一些零食。把爆米花事業賣掉，去上學，拿學位，研究聲音，教授聲音。」我如何和這種話爭辯？

當時是禮拜五早上，我遇見一位熟人，和她共進午餐。她問起我的爆米花生意，我回答說我打算轉讓，準備下個禮拜就去刊登盤讓廣告。我要轉讓爆米花生意的事情，除了我先生，她是第一個知道。兩天之後，她在雜貨店碰到一個熟人，那間雜貨店可以看到我的商品。那個熟人問她我的爆米花生意怎麼樣，她告訴他我正要登廣告把它賣掉。結果他跟她說：「叫她不要去登廣告，我有興趣！」

後來他真的買了。六個禮拜之後，二〇〇六年十一月，我把事業盤讓給他之後，跑去佛蒙特社區學院註冊了幾堂課，並決定以後要多看幾個個案。此後的數年，我完成了大學本科及研究生學位，也一直忙著生物場調諧法的執業和教課，包括在北佛蒙特大學開課教授聲音療法。

我的第一組唱名音叉

二〇〇八年，我添購了一組新的音叉，是一套九件組的唱名（Solfeggio）無加重音叉。通常，無加重音叉用在身體上方（不接觸身體），加重音叉以其握柄直接置於身體之上。加重音叉指的是在叉尾加掛少許重量的音叉。這一組音叉的聲音比我原先那一組C音階音叉清脆響亮，其音階技術而言不算音樂音階，但是我還是依照上升音階來用，也就是低音用在身體下半身，高音用在上半身。

我會選用這一組音叉，背後的故事很有意思。我從想要一組新的音叉開始，就常常上網去搜尋。網路上各式各樣組合的音叉很多，讓我無所適從。我有一個習慣，每次碰到什麼事情無所適從的時候，我就會請求宇宙給我指示。我發覺這個做法很有幫助，這一次的經驗亦然。我向老天提出要求約一週之後，我接到一封電郵，是一個熟人寄來的。他告訴我，「昨天我碰到一位女士，她用的是唱名音叉，妳有沒有聽過這個牌子？」我回答他說我沒有，謝謝他的分享。大約一個禮拜後，我又收到朋友發給我的電郵，說他不久前看YouTube，「我看到一部影片在講唱名音叉——妳聽說過嗎？」我回答說：「有啊，我聽說過。」

大約又一個禮拜之後，我和一位女性朋友見面吃飯。席間，她從手提包裡拿出一本書遞給我說，「剛剛我要出門的時候，這本書從書架上掉下來。我猜也許是要妳看這本書。」我拿起書一看，書名叫做《生物啟示錄療癒密碼》（*Healing Codes for the Biological Apocalypse*），作者是雷諾得．霍洛維茲（Leonard Horowitz）和約瑟夫．普利歐（Joseph Puleo）兩位。我後來讀了之後，知道這本書講的是唱名音階的由來；這個唱名音階正是我一直在使用的那一組音叉呈現的音階。

三個禮拜之內三度聽見別人提到這個音階，而且這個音階又是以數字3為其基礎，我認爲這清清楚楚揭示我的下一組音叉應該就是它了。收到這一組音叉之後，它那清脆響亮的音色美得讓我愛不釋手，我幾乎立即就放棄原來用的太陽諧譜音叉。比較之後，就覺得那一組音叉的聲音其實很沉悶，呆滯。我後來偶爾才會用到這組音叉。但是在某些個案，尤其是如果個案有急性症狀之時，這一組音叉一靠近能量場中使聲音變尖銳的部位，聲音就變得特別大聲，所以二〇一二年底以後，我在療程中就開始不再使用太陽諧譜音叉，完全只用唱名音叉。

器材增添

二〇〇八年，我開始處理人體的腳部位置。由於某種原因，對於這個部位到底和什麼抗拒情緒有關，我始終不曾得到清晰的訊息，一直到今天也還是沒有。在我的生物場解剖圖中，這個部位一直是個空白區域，有點難解。二〇〇九年，我又開始處理膝蓋這個部位。我發現，膝蓋部位儲藏的——關於向前運動、放鬆與自發動作——訊息對於人「解開」（unstuck）的能力（想一下膝蓋的「反射動作」）非常關鍵。我長久以來一直在做聲音療法，但是卻始終沒有把這一個關鍵部位納入我的解剖圖內，這讓我非常懊惱。

但是，雖然少了這一部分，還是有很多人不斷回饋我他們的體驗。聲音似乎對疼痛和焦慮特別有效。有幾個個案告訴我，他們只做了一次療程，嚴重的焦慮症就不藥而癒。還有個案第一次做，存在長達三十年的疼痛當天上午就解除了。照個案所說，聲音療法對消化不良、經期不適、憂鬱症、失眠、情緒「鬱積」、肌纖痛症（fibromyalgia）或關節炎等多種病症也都有效。

我曾經有幾年偶爾會用到加重128赫茲音叉，運用的方式大部分都是直接以握柄置於肩膀之上。二〇〇九年我添購了一支26赫茲加重音叉。這種26赫茲音叉是技術上做得出來的最低頻音叉，雖然有點粗重，但是低頻的穿透性果然效果良好。用這支音叉梳理個案身體之後，個案會說他整個人輕鬆了不少。這隻音叉上面有烙印YHVH四個希伯來文字母，意思是「我是我」（I Am Who I Am），亦即是創世主之名。希伯來字母代碼（Hebrew Gematria）這一套系統可以計算每一個字或語句的數值。YHVH（Yod, Hey, Vav, Hey）這個名字的數值是10＋5＋6＋5＝26；這叫作「四字神名」（tetragrammaton），是《希伯來聖經》當中上帝（God）的幾個名字之一。所以我常暱稱這支音叉是「G-d Fork」（G-d音叉）。

後來我又添購了111赫茲加重音叉（111是多個Solfeggio頻率之間的負空間），不久前又訂製了一支62．64赫茲音叉。我會選用這個頻率，是因為我認為這是舒曼共振（Schumann resonance）的八次諧振（the eighth harmonic），或說是7．83赫茲×8（這個本書後面會再詳細討論），不過我後來得知，由於地球和大氣層的彎曲度，所以這個頻率的高諧波不一定是基本頻率的整倍數波。但是，不論如何，這個頻率確實有力又有用。

加重型音叉似乎會打開體內的空間。碎石術（lithotripsy）等傳統醫術運用5到7赫茲頻率打穿腎結石分子與分子之間的空間，將結石打碎；聲流則是通過身體內的各種媒介，在緊張部位打開空間，使之鬆脫，因而使血液、淋巴液及電流在該部位循環轉為順暢，加速身體療癒及平衡的過程。

二〇二〇年更新：本書第一版出版後數年間，我陸續又增添了54．81赫茲、93．98赫茲、89赫茲和144赫茲等四種加重型音叉；前兩者叫做「音波滑鈕」（the Sonic Slider），依據的也是舒曼共振；後兩者叫做「斐波納契數列」（the Fibonacci pair）。111赫茲音叉和26赫茲音叉後來已經停用。

納入水晶媒介

有一天一個個案來做治療時，帶來了一顆水晶。她說那一顆水晶叫作利莫里亞種子水晶

（Lemurian seed crystal）。這種石英水晶有常見的結霜型花色，細緻的亮紋，像是用雷射打上去的一般。這種水晶最先於一九九九年的巴西發現。發現的時候，它獨自位於沙床上，沒有和別的礦物一起結成大塊，水晶柱常常是這樣發現的。個案問我說可不可以在療程中利用這一顆水晶。我心裡存有懷疑，因為我連該怎麼用都不知道。但最後是在我快做完第二脈輪的時候，直接將這顆水晶放在她身上。才放下去，我立刻聽到音叉的音調開始轉為清脆、響亮，而且變快了。水晶似乎能夠增加整個療程的效能（在忙碌的餐廳做過那麼多年，不論什麼東西，只要能夠增進效益的，在我看來都是贏家）。這個情形吸引了我，我就向她借了這顆水晶。結果，那一個禮拜我每一個療程都用了那顆水晶。

到了週末，我勉強把水晶還給了她，做了一次沒有水晶的療程。這個時候我知道：我必須要有自己的水晶了。幸運的是，我不必跑遠路去哪裡尋找，我們鎮上就有一家奇石珠寶店，他們有現貨。所以我立即就有了自己的利莫里亞種子水晶。我現在是正式的水晶新時代治療師了！

前六個月，我像我一開始那樣使用水晶，也就是療程快結束的時候把水晶直接放在脈輪之上。有一天，我突然想出了另外一種方法。那個時候我正在為一個個案治療。她面朝下趴在診療台上。她那一天上身穿的是一件細肩帶短褂，所以你可以很清楚看到她肩膀和背部的肌肉硬硬塌塌的。她確實也是一直在抱怨肩頸緊痛。在這之前，我都是把音叉放在觸發點（trigger points）上面，但是這時候我的「信箱」突然跑進來一張字條，上面寫說：「用水晶把音叉的聲音傳送到她身體裡面。」所以我就這樣做了——我把水晶尖端朝下放在觸發點上，把音叉放在水晶上面這一端。一放上去，我就驚訝得說不出話來，因為我看到她背部的肌肉立刻膨脹起來，看起來像是小娃娃的屁股那般柔韌。我換到另一邊做，同樣也是這種結果。她問說：「妳剛剛是做了什麼？」我說：「我也不知道。」她站起來，晃了晃頭，說：「哇，好鬆噢！」

這麼好的效果讓我驚奇不已，我立刻開始推想其中的原因。這種結果似乎有兩個原因，一個是石英水晶把所通過的能量流放大後再推送出去。大家會把石英當作計時器就是這個原因；電流從水晶通過時，水晶會為之設定規律的、可預知的脈衝。所以是水晶把聲流擴大，並且將它變成脈衝。

另外一個原因是過程中產生的一氧化氮對肌肉形成了刺激。以前有一名個案去參觀健康展覽會，回來時帶了一張傳單給我，上面說已經證明音叉會促進身體產生一氧化氮，這種氣體可以使肌肉放鬆，血管擴張。聽某一類型的音樂等一些方法也可以引發這種反應。

結論簡單而清楚，在我看就是那經過擴大的聲音脈衝引發產生了一氧化氮，造成我這個個案背部肌肉立即大幅放鬆的效果。從那個時候開始，我就一直固定以這種方式在使用利莫里亞種子水晶。然而，以我的後知之明，我後來知道這個個案其實是個特例。利莫里亞種子水晶確實都會使人的肌肉放鬆，但是除了她以外，我沒有看過有哪一個個案有那麼大的反應。事實是，由於她那一天穿的細肩帶短褂，我才能夠那麼清楚看到她身體的反應。這個結果，而且是肉眼所見的結果，使得「信箱」在那個時候選擇她為理想人選，來告知我這個新的方式。

開始教課

二〇一〇年，我開始教授聲音調諧法。我原來並不願意，希望先把碩士學位完成再說，但是一些個案卻不想等那麼久。他們逼迫我為他們開課。我的實驗班有十個學員，立意是為了看看我創立的方法是否能夠傳授。後來我發現他們每一個很快就學會了「點、拖、放」的程序。過程中碰到能量場中阻塞能量包而想清除的時候，他們總是會聽到、或是感覺到那個能量包的抗拒，而感到很驚奇。

教一些大人尋找細微而看不見的事物，還要他們操作，這種課程有點奇怪。不過，我們這個組織直至今日已培訓兩千多人，還沒有遇到有學員學不會的狀況。六十歲以上的高齡學員，有些聽力雖然比較差，但是碰到什麼重要的環節，依然很努力的去感覺。學習過程中，學員會開始報告一些情形，譬如疼痛緩解、情緒穩定、思路清晰及感到寧靜等等。不過，這些狀況我已經很習慣了。

教授這門課程的結果之一，就是我自己也接受了一次治療。這一次經驗很有啟發性。我第一次體驗到你周身的能量在移動是什麼感覺，好處在哪裡。我這一次接受治療的結果是情緒穩定、思路清晰，左臂抬高時左肩不會再喀喀作響，背部不再時而疼痛，另外，我左腳底的七個很頑固難治的蹠疣也消失了（我也有聽過其他個案也曾發生過）。

我們那麼忙，是在搞什麼鬼？我們的這個程序，背後是什麼物理學法則？這一切是不是我捏造的？關於人體能量場和聲音治療，別人做的是怎麼樣的研究？我原本就很關切這些問題，開始教學之後更是關心。這些問題，我在一些密教文獻中找到滿意的答案，所以我就利用修碩士學位的時候，對這個主題做了一些學術研究。

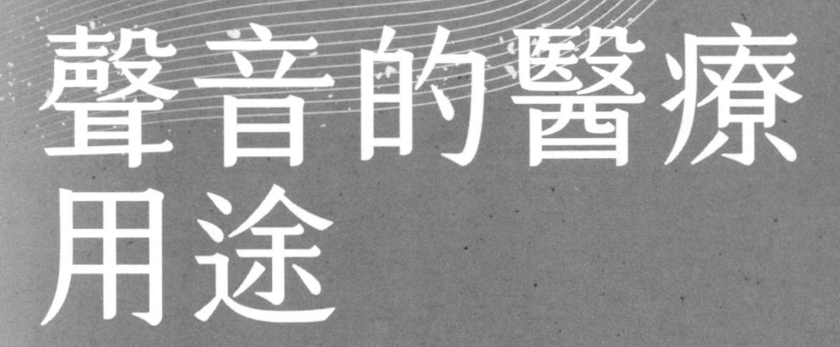

聲音的醫療用途

從超音波到音樂療法——聲音在替代醫學及傳統醫學中的用途

每一種疾病都是音樂問題；療癒，須從音樂求得解答。

——諾華利斯（Novalis，1772–1801）《百科全書》

修大學本科及碩士學位時，我有機會針對醫療用可聞聲音撰寫了幾篇研究論文。我發現學術文獻中完全找不到這一方面應用及實務的資料。有一些資料講到可聞聲對治療耳鳴及自閉症的用途，其餘的就完全闕如。有些資料講到碎石術所使用的低音波（以5至7赫茲低音波震碎腎結石），有一些資料講到促進血液循環的物理療法，但是完全看不到有任何資料論及可聞聲頻率聲音的用途。

於是我覺察到一件事情，那就是，在大家的想法中，不可聞聲音的用途屬於傳統醫學，可聞聲音的用途屬於替代醫學。我從一九九六年開始使用音叉，自始就有很多人在懷疑。用7赫茲頻率撞擊腎臟，震碎結石，大家都接受，可是用174赫茲頻率治好了偏頭痛，大家卻表示懷疑。

說到可聞聲頻率會產生療效，相信主流醫學的人大部分都立即表現出意識形態上的排斥態度；這真的毫無邏輯可言，不過不難看出其中原因：因為一直沒有這一方面的研究文獻，所以整個文化已經設定要排斥所有未經科學方法驗證的東西。

這種情形，不用說，就會造成研究上的困難。我必須到其他研究領域尋找相近並且沒有爭議的主題。合乎邏輯的第一步就是寄望於音樂方面的研究。二戰之後，特別是近十年間，主流醫界相對接受了音樂治療法，一開始是用於治療退伍軍人的創傷後症候群。近年，fMRIs（功能性磁振造影術，functioning magnetic resonance imaging）的發明使我們得以目睹腦部於真實時間當中發生的活動。fMRIs可以顯示腦部從事特定任務或有所感覺過程中的情形。

尤其是在「共振」和「共乘」（entrainment，後面會詳細討論）概念上，我確實找到了一些很有意思的關聯。但是經過思考之後，我了解到自己從事的聲音療法其實比音樂療法目標來得特定與明確。另外，「人身四周有個能量場」這個介面概念在我的聲音療法中是很重要的一部分，但是音樂療法卻完全不講這個東西。

所以，學術領域沒有什麼東西可供我運用於研究當中，逼不得已，我只好去找學術領域之外的研究及實例。最後看來，這種做法可稱適宜，因為聲音療法畢竟不只替代醫學在使用，傳統醫學也有在用。

傳統醫學及替代醫學運動聲音的方式

傳統醫學和替代醫學對聲音的認知及應用不一樣，不過我沒想到這當中存在著一個有趣的現象，那就是，傳統醫學用的是超音波和低聲波，替代醫學用的卻是可聞聲波。我的研究揭露了這個現象。傳統醫學廣泛使用超音波極低頻音波，這一方面的文獻相當多，但是相對可聞聲的應用較少。超、低音波和可聞聲的應用，兩者之間有明確的分際，互不相涉。我現在先討論傳統醫學應用的聲音。

超音波

傳統醫學對於聲音的應用，用得最多也最為人所知的，應該就屬超音波。大部分人都知道超聲波是一種診斷工具，醫生用超音波掃描（sonogram）觀察孕婦子宮內的胎兒。掃描時，聲波從胎兒骨骼及體液反彈回來，讓一些資訊進入傳感器，傳感器再將資料轉換成子宮內胎兒的圖像。醫用超音波另外還用於尋找體內病理。

超音波除了用於診斷，還可用於治療。超音波治療可以促進身體組織放鬆、局部血液循環及疤痕組織鬆解。提升局部血液循環可以消腫、鎮痛與消炎；根據某些研究結果，還能夠加速骨折復原。[1] 物理治療師、整脊醫師也常用到超音波。可是，儘管超音波的臨床應用已有六十多年歷史，明確證實其療效的研究卻不多。原因之一是超音波療效很難用雙盲實驗（double-blind process）來研究。「雙盲」的意思指的是研究員和實驗對象都不知道實驗對象要接受的是什麼治療。這個問題，由於前面說過的那些傳導通路，所以使得聲音治療效能的研究變得很困難。近年的幾次研究結論倒是比較明確，其中有一項研究證明使用強度超音波只要五分鐘，即可使觸發點敏感度降低44％。[2]

超音波還可以促進超聲波穿透力（phonophoresis）。這一種非侵入性的方法可以提高皮下組織對頭痛藥、消炎劑的吸收率。[3]不過，我們發現其實音叉也有這種用途。使用音叉並搭配岩石、水晶、精油或花精油，可以將振動推進人體深處。

超音波新用途

超音波現在也可作為一種非侵入性外科手術法。MRgFUS（magnetic resonance-guided focused ultrasound surgery，磁振導引超音波手術）運用高集束超音波對準子宮肌瘤、腫瘤等不良增生物快速加熱，將之破壞。磁振將音波束精準引導至特定部位，提高該部位溫度，最後以高熱破壞增生物的結構。醫界從一九九四年起就開始用這種醫術治療子宮肌瘤、乳癌、攝護腺癌等病症，效果很好，但是流行起來卻很慢。這種治療法和放射療法、放射手術（radiosurgery）等高集中能量療法的差別在於，超音波能量穿透相關組織之時，不會明顯累積不良效果。[4]

另外一種用途是碎石術。碎石術利用4到12赫茲的超音波脈衝破壞腎臟、膀胱及肝臟之內的結石。結石既經擊碎，就比較容易排出體外。這種技術是一九八〇年代於德國所發展，一出現各國就爭相採用。不過這種碎石術造成併發症的比例約佔5%到20%，而且病患有時會感到腎臟受到重擊的感覺。

最後，在醫學資料庫中搜尋「聲音治療法」（sound therapy），跑出來的大部分都是探討「耳鳴抑制治療法」（tinnitus retraining therapy, TRT）等處置耳鳴問題的文章。耳鳴是耳朵裡不斷唧唧作響或轟隆作響的現象。耳鳴症狀卻未見確實有效的治療法，但是TRT卻是目前常見的程序，亦即用發聲器協助患者抑制自己和這個症狀的關係，讓患者不再受到這種困擾。這個程序有時候要進行兩年以上才會產生效果。

替代醫療場合及傳統醫療場合均用的聲音醫學

音樂治療法（music therapy）、體感原聲療法（vibroacoustic therapy）、托瑪提斯法（Tomatis Method）是傳統醫學及替代醫學都在用的三種技法，三者均屬於聲音治療法範疇。

音樂治療法

前面說過，美國從二次大戰以後就開始將音樂運用於臨床治療，最先用於治療退伍軍人的創傷後症候群，後來得到廣泛採用，如今在醫院、療養院、研究所或復健院所已可見。音樂治療師以歌詠、作曲、聽音樂、討論音樂，或是隨音樂運動等音樂經驗幫助病患改善生活機能及品質，使之達成可見可測的治療目標。

音樂治療法已證實對某些困難案例特別有效，對阿茲海默症、失智症、自閉症及中風患者，甚至監獄囚犯尤其有效。以色列將一群女性囚犯加入合唱團進行實驗研究，發覺團員「由一起練唱體驗到一種社群感和整體感」。[5] 阿茲海默症患者參與個人或團體音樂演練之後，相較於獨自一個人看電視，焦躁不安或困惑感比較輕微。[6] 自閉症兒童如果參加音樂活動，表現欲和參與性都比較強。[7]

現在在醫療領域應用音樂的人越來越多，用於手術期間，也用於術後，尤其是用在音樂死亡學（music thanatology）實務當中。音樂死亡學將音樂和臨終照護結合起來。丹尼爾·列維廷（Daniel Levitin）是麥吉爾大學（McGill University）教授，《迷戀音樂的腦》（*This Is Your Brain on Music*）一書的作者。根據他的看法，「音樂推動腦幹反應，腦幹接著調節心跳率、血壓、體溫、皮膚傳導力及肌肉緊張度；這個調節的動作，有一部分是透過正腎上腺素能神經元（noradrenergic neurons）進行；這個正腎上腺素能神經元還能夠調節膽鹼能神經傳導素（cholinergic neurotransmission）和多巴胺能（dopaminergic ）神經傳導素。[8] 另外音樂還可以用於減緩疼痛、焦慮、壓力，以及多到令人驚奇的各種症狀。

研究結果證明，音樂治療法依據共振及「共乘」（entrainment）原理操作，效果最好。據說，共乘音樂療法就是「匹配或塑造個人目前的情緒狀態，使此人朝向積極或愉快情緒移動的任何刺激物」[9]。譬如，假設個案起初情緒焦躁不安，這時選用的音樂就配合這種情緒，然後再慢慢將旋律轉為輕快，逐漸減緩他原來的焦慮（亦即他和音樂「共乘」）。這種方法用於減緩疼痛和焦慮相當有效。

依據我的觀察，音叉也可以依據這種前提來運用，而且這種前提也許正是它的療效核心所在。音叉一開始是和一些不協和音共振，然後透過本有的相干性及秩序夾帶（共乘）身體的不協和波，使之轉為協和波。譬如某甲身體的某個部位會痛，這時若以音叉在該部位上方掃描，音叉會發出很尖銳的聲音，要不就是完全靜止無聲，但是經過一會之後，那個噪音將會開始消退，然後轉為協和音。這個時候，個案常常會說他們的不適消失了。這個原理就是原聲治療法（acoustic sound）和綜合聲音治療法不同（有時候可能也比較有效）的地方。原聲是「活」的，所以容許這種反射性的共振及共乘發生。

體感原聲療法及托瑪提斯法

體感原聲療法（VST）是由音樂療法及音頻兼容並蓄而成。VST是利用特製的床、檯、椅子，搭配音箱發聲，使音流直接到達個案身體上。這種療法通常使用30到100赫茲範圍內的低頻波，一次療程歷時10到45分鐘。一九七〇年代從瑞典發源，現在已經廣為應用在世界各地的醫院或溫泉理療院。這種技法很多人都做過研究，證明對痠痛、焦慮、自閉兒、成人行為問題等許多種病症都有療效。有一項研究發現，這種療法將自閉症成人的負面刻板行為降低達40%之多。[10]

VST可以只使用音樂或將脈衝音波與音樂併用，有時候某些治療師還會加上視覺光刺激。大部分的研究都證明VST併用脈衝音波和音樂時效果最好，大部分的研究都證明這種技法對很多失調症都有改善的效果。[11]

另外，托瑪提斯法以及類似的聽覺綜合訓練（Auditory Integrative Training）等聲音治療法也都經過嚴謹的實驗研究。這一類技法有一些很根本的差異，兩種技法都是讓個案戴耳機聽特製音樂，藉此重新訓練聽覺系統，從而改善自閉症、學習障礙、聽力障礙和ADHD（過動症）等等多種病症的症狀。這種技法在嘗試過的各種病症當中，研究自閉症的處理效果的人最多，因為，這種技法對自閉症常見的聲音過敏（sound sensitivity）很有療效，可以改善個案和環境的互動情形。[12]

聲音在替代醫學中的用途

替代醫學對於聲音的運用要比傳統醫學來得深入而廣泛。就現在這一部分的討論而言，重要的是要清楚辨別聲音療癒（sound healing）和聲音治療法。聲音療癒的範圍比較廣，泛指所有聲音的醫療用途，包括。歌詠、擊鼓、手甩鼓（rattling）及單音吟唱（toning）等均是。聲音治療法則是指結構嚴謹的，臨床使用的方法。在替代醫學中，聲音治療法屬於聲音療癒的一種。

人聲

人類自覺而刻意的運用人聲誦念、歌詠及單音吟唱已有千年之久，但往往是在宗教或獻祭場合。不論是一個人或是團體，人誦念、歌詠及單音吟唱時到底發生了什麼情形，這一方面有很多人都做過實驗研究。有經驗的禪坐行者念誦的時候，神經造影術顯示他們體內流向腦部的血流產生了變化，另外還有一些生物指標顯示他們的安定感也有提高[13]。另有一項研究證實合唱排練之後，存在於唾液中的分泌型免疫球蛋白有增加，證實了音樂提升積極情緒以及免疫力的效果[14]。

單音吟唱近年來開始流行。這是一種非正式吟唱法，歌者只發一個音（母音），但卻是持續的發這個音如同唱歌一樣。這樣的吟唱可以將身體堵塞的能量釋放出來。誦念據說也有促進全身能量循環的效果。

音叉、鑼、頌缽

音叉、鑼、水晶頌缽或西藏頌缽等原音樂器都已經廣泛應用於聲音療癒當中。最有名的音叉療法之一叫做「經脈音療」（Acutonics）。經脈音療法是一名針灸醫師創立的，施作的時候會將加重音叉置於針灸穴位之上。其效益所依據的前提和針灸一樣，也就是刺激這些部位可以將其中堵塞或遲滯的能量釋放出來，改善身體的能量循環，支援身體自癒的能力。目前，一些醫院及療養院都有在做經脈音療。

無加重音叉也可以直接置於身體之上或是在身體上方掃描。因為這是我專精的領域，所以我曾經想要找一些研究結果來證明這種技法對於疼痛、焦慮，以及個案經常主訴的一些病症的療效，不過我卻找不到有哪一篇論文證實這種效用。約翰・博利厄（John Beaulieu）曾經在自己的網站（www.biosonics.com）說到他發現音叉提升一氧化氮的分泌量，可是他所著的〈聲音療法可誘導放鬆：調降壓力過程及病理〉（*Sound Therapy induced Relaxation: Down Regulation Stress Processes and Pathologies*）這篇論文，卻隻字不提音叉。不過博利厄和另外幾位作者曾推測，音樂及聲音療法之所以會誘導放鬆，生理學的原因在於一氧化氮的鬆弛作用；身體周遭有某些音樂及聲音時，體內的一氧化氮量會升高。根據博利厄所說，一氧化氮不僅是免疫、血管、神經訊號分子，而且還「抗菌，抗病毒，調降內皮層（endothelial）及免疫活性細胞（immunocyte）的活動及附著，強化血管舒張（vasodilation）等重要的生理活動」。[15]

水晶頌缽、西藏頌缽也是聲音療癒的重要器具。頌缽經過敲擊或磨繞之後，會發出純淨、穿透力很強的聲音。這種聲音和音叉所發的聲音大同小異。西藏人用他們那種金屬頌缽作為輔助禪坐之用已有數世紀之久，水晶頌缽則是近年才發展出來的東西，兩者功用相似。腫瘤學家、《療癒之聲》作者米契爾．蓋諾從他的一名病患那裡第一次接觸到西藏頌缽，後來在一九九一年開始將音樂、單音吟唱、呼吸、聲音及禪坐結合他的治療法。他觀察到這種綜合做法有一些效益，譬如壓力降低、化療耐受度提升，以及一些定期來做聲音禪坐的團體的社群感也有提升。

其他聲音療法

兩耳頻差（binaural beats）是以音調稍有差異的兩個音調製造出來的。兩種頻率差產生了第三方振盪，這個第三方振盪自動將腦部帶到幾種腦波頻率中的一種。譬如，讓右耳聽 315 赫茲音調，左耳 325 赫茲音調，這時這兩者的頻率差將會把腦部夾帶到 10 赫茲頻率中。10 赫茲在腦波當中屬於阿爾法腦波（Alpha brain-wave）範圍，正是和「放鬆」有關的腦波範圍。兩耳頻率差以音樂或持續音製造，個案透過耳機聆聽。

數次研究結果顯示，兩耳頻差療法對焦慮、心情低落及發展遲緩兒偏差行為具有療效，對於成癮症、注意力不足病患也有緩解壓力的效果。[16]

聲音生物學（bioacoustic biology）是聲學先鋒雪瑞・愛德華茲（Sharry Edward）創立的，從人聲分析顯示人的健康情形。這種技法讀取個案聲音的頻率，檢查其中是否有重要的頻率不見了。先確認適當的聲音公式，然後輸入到「平方2音箱」（square 2 tone box）當中。平方2音箱是一種小型類比頻率產生器，個案透過耳機或低音音箱聽取。根據愛德華茲的網站所說，聲音生物治療法對很多問題都有療效，不過，成功率最高的是運動傷害、結構問題、痠痛理療、營養評估及組織再生（tissue regeneration）等問題。

這種技法，我找不到任何已出版的相關論文及書籍。目前所知的各項次研究都是愛德華茲自己的研究機構「聲音健康」（Sound Health）所做的。不過，第二版的《替代醫學：權威指南》（*Alternative medicine: The Definitive Guide*）有將聲音生物療法列入「推薦的替代療法」：該書推薦的聲音療法僅有四種。另外，愛德華茲還在二〇〇九年獲得國際新科學協會（International Association of New Science）頒發的「年度科學家」獎（the Scientist of the Year）。

能量醫學領域另外一個可觀的項目是聲動治療法（Cymatherapy），又稱 Cymatic Therapy）。英國整骨醫師（osteopath）彼得．蓋．麥納斯（Peter Guy manners）經過多年對諧頻（harmonic frequencies）的研究，創立了這個發頻（frequency generating）技術。他們的「賽瑪一千」（Cyma-1000）機台可發出五百多種頻率。他們經過五十年的研究，已經判斷出來什麼病症需要多少頻率或頻率組合來治療。然後他們還會用施作器（applicator）傳送屬於健康組織及器官的頻率。其理論是，這種聲波可以矯正失衡，使細胞的頻率回歸到健康共振狀態下的頻率。

英國承認這種技術，也會運用這種技術（在英國，替代醫學不叫「替代醫學」，叫作「高級醫學」，advanced medicine），美國就不太承認這種技術。這種技術在FDA的註冊項目叫做「原音按摩法」（acoustic massager）。至於賽瑪一千機台（或現有Rife、Medisonix等類似的發頻機器），我完全找不到任何同儕審閱的研究論文。不過，作曲家、聲音療癒先鋒，又是《音波：波前生物共振療癒》（*SONA: Healing with Wave Fron Bioresonance*）一書作者蓋瑞．羅伯特．布克南（Gary Robert Buchanan）博士三十八年來一直在內華達州瑞諾的科索拉吉研究所（Cosolary Institute）研究這種技法。他宣稱他已經為幾種病症找到了聲音療法，包括不需要動外科手術便摘除白內障。

不久前我在 YouTube 上面看了一部影片，是訪問聲動治療法創立人彼得．蓋．麥斯納博士的紀錄片，於一九八〇年代初在美國拍攝。早在那個時候他就相信創立的這種技術將會在美國造成醫學革命。如今三十年過去了，他的預言似乎已開始應驗，這種聲音醫學終於開始獲得承認。

不過麥納斯博士並非第一個研究可聞聲頻醫療用途，而且發展出大量撰述的第一人。一九三〇年代後，羅亞爾．瑞蒙．萊福發展出另一種兼用可聞聲及不可聞聲的技術，並且可用於診斷，也用於治療。他的萊福機（Rife machine）依據的前提是，每一個致病生物體都有一個頻率門檻，聲頻可以在這個頻率之上把它震碎，就像歌劇女伶的歌聲震碎窗玻璃一樣。萊福機提高微生物的天然共振頻率的強度，使微生物遭受結構壓力，進而扭曲、解體，但其周遭的組織卻毫髮無傷。他說這種門檻頻率叫做「致死振盪率」（mortal oscillatory rate）。萊福歷經數千小時，殫精竭慮研發出一個程序：利用電漿管（plasma tube），引導頻率通過電漿管到達病灶所在。電漿管裡面裝的是氦氣（helium），施以電流之後就變成電漿。他報告說這個程序治好了許多病症，包括癌症。不幸的是，據說是由於當時美國醫學會（American medical Association）會長莫里斯．費希班（Morris Fishbein）的關係，他的資料受到了破壞，實驗室失火，名聲也毀於一旦。[17]

以上所說各種技術就是我對聲音及頻率技術及實務進行學術研究之後所知的全部。必須要注意的是，除了我在這裡分享的這些，其實還有很多其他的技術及實務。我只是盡可能將研究範圍局限在有同儕審閱的論文上面而已。聲音及頻率療癒這個領域目前的成長極為快速。由於，前面也說過，聲音療癒無法做雙盲研究，甚至單盲也不行，因此，再怎樣有企圖心，有目標，要用傳統觀點來看待聲音療癒法都不可能。

除了接收器天線，或說是初級纖毛（primary cilium）、細胞膜及其類音叉性格等方面的資料，除了成功的音樂治療法干涉應用的共振及共乘原理與音叉的原理無二，到目前為止，我的諸多問題在研究中找到的解答並不多。相關資料的闕如使我感覺非常孤單，彷彿置身於邊緣地帶，不但不見同儕，而且也很少有人在進行可以給我解答的科學研究。我特別想要了解我在人身周圍能量場接觸到的那些能量及訊息有什麼實體成分，因為我一直認為我在其中有操作到實際的「東西」。密教文獻有討論人身能量場的靈性性質，但是卻不提這種能量場是不是由自由電子、生物光子、磁場或科學描繪的任何這一類現象所構成。

然而，我的旅途後來轉了兩次彎，給了我意想不到卻是我想要的答案。

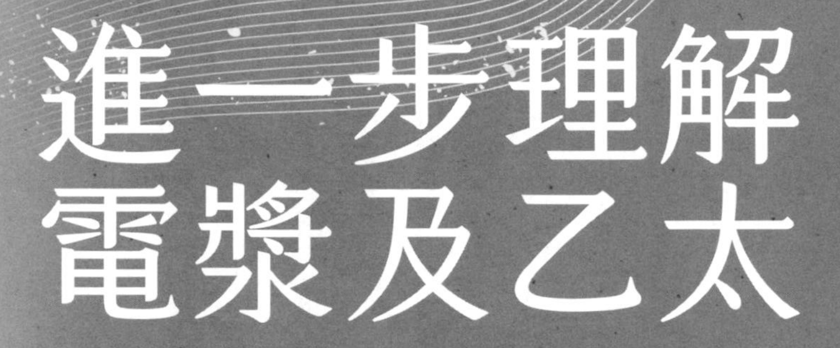

進一步理解電漿及乙太

電宇宙論及舒曼共振的關係

人是會思考恆星的恆星物質。

——卡爾・沙岡（Carl Sagan）

有一天晚上我們全家一起共進晚餐時，我那當時十二歲的兒子昆恩問了我一個問題：「妳知不知道物質第四種狀態，叫做電漿？」我必須說當時我確實不知道物質還有「電漿」這第四種狀態。我熟悉物質的固、液及氣體三態，但是始終不知道「電漿」這種東西。這是我的旅途第一次轉彎的時刻。

那一次我們還談到了空間的真空性質。我必須承認我的科學常識很有限（高中和大學時期我一直逃避物理課和化學課），所以我對這一類事物的理解真的是零零碎碎。我只是依稀記得曾經在哪裡看過書，讀到空間並非真的如老師告訴我們的那樣一無所有，事實上充滿了東西。

那一天晚餐結束之後，我上網去查「空間並非真空」，結果得知空間事實上充滿了電漿這個東西，我禁不住有些吃驚。我從此一頭栽進了電漿的奇異世界。後來的五個月，我每次一有空就研究電漿，我此時得知的訊息後來徹底改變了我的宇宙學觀點。我開始迷戀這一方面的知識，使得我先生有一次竟然跟我說：「妳不愛我，妳愛的是電漿。」

電漿

要討論物質第四態電漿，必須先了解電漿到底是什麼東西；這很重要。我要和人談電漿時，通常我會先說：「電漿不是血漿，是另一種漿。」然後我就看到他們眼神空洞的看著我。大部分人都不知道電漿是什麼東西，這其實很奇怪，因為我們這個宇宙其實99.9%都是電漿。

大部分人之所以都不知道電漿這種東西，原因在於學校沒有教。如同我一樣，大部分人在學校學的只有固體、液體及氣體三種狀態。近年來學校裡的教學內容已經有一些調整，但是太空總署每次發布新聞——很多人都是從這裡得知一些太空現象——常常還是把技術上所說的電漿說成「熱氣」（hot gas）。那麼多人都不知道電漿這種東西真的很可惜，因為電漿事實上是很迷人、很有趣的東西。

電漿是什麼東西？請看下列幾個定義：

- 電漿（物理化學）：和固體或液體或氣體明確有別的物質第四種狀態，存在於恆星及核分裂反應爐中。將氣體加熱，使其原子失去所有的電子，僅剩下帶電原子核及游離電子，即成電漿。（Wordnet Search）

• 電漿由加熱至高溫，使其原子變為離子的氣體構成。這種氣體的諸般性質由離子及電子間的電磁力控制，並因而改變其行為模式。科學家常認為電漿是（固體、液體、氣體以外的）物質的第四種狀態。宇宙中的物質大部分都處於電漿狀態。（Solar Physics Glossary）

所以電漿是一種會傳導電流的氣體。這種氣體和一般氣體不同的地方在於，此種氣體中的電子已經和原子核分開，留下一些負電電子及正電離子，形成「漿」狀。一般都說這是物質的第四種狀態，但是很多人都指出，這其實應該是物質的第一種狀態，因為其他三態都是由這個第一態而來（準確地說是由第一態「濃縮而成」）。

有什麼東西是電漿的實例？很多。別的不說，太

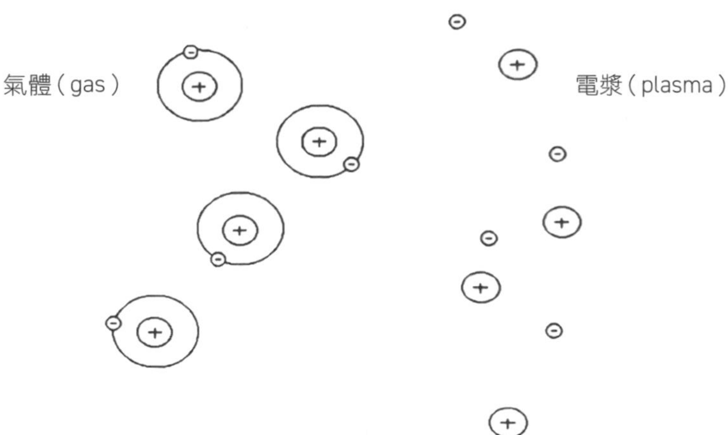

▲圖5-1：氫氣變成電漿

陽就是。天上的恆星，介於眾星之間的也是。地球、我們看到的閃電或北極光都是電漿。日常生活中，螢光燈泡、霓虹燈及電漿電視也都是。誰會想得到電漿這麼多，到處都是？

另外還有一個地方可以看到電漿，那就是哈伯太空望遠鏡（Hubble telescope）從太空傳回來的星雲（nebulas）照片（只是太空總署始終還是說那是「熱氣」）。電漿現在已經發展出商業、工業及醫學用途。大部分人都聽說過電漿切割機（plasma cutter）或電弧焊機（arc welder），這種技術用的就是熱電漿。食品業、醫療業則是用不熱電漿或低溫電漿作為消毒劑；業界發現用低溫電漿給醫院醫療機材或食品生產器械消毒又快又便宜。另外冷電漿還用於加速傷口癒合。當今的電漿是一種快速成長的產業，可望鴻圖大展。

我們現在來看看電漿的一些屬性。

電漿各種屬性

很多人研究過電漿之後，都會說電漿「簡直像是活的」。電漿會自行形成絲狀體（filaments）、細胞與鞘（sheaths）。這種螺旋狀，彎曲的，存在於空間的絲狀體依據挪威科學家克里斯青·伯克蘭（Kristian Birkeland）的名字，取名為伯克蘭電流（Birkeland currents）。伯克蘭證明絲狀體上的電流是電流感應磁場製造的。電漿絲狀體經由遠程引力聚集，並彼此互旋。

這又造成了近成互斥磁力，使得絲狀體互相分開，所以也互相絕緣，因而都得以保持自己的身分。絲狀體彼此拉扯時，越轉越快，形成了螺旋結構（helical structure）。這種彎曲螺旋結構會把電流送到遠方，好像電線一般，連結恆星與恆星，以及星際空間。

電漿還會形成電壓、溫度、密度與化學性質各自不同的各種細胞，並且用所謂雙層鞘（double-layer sheath, DL）將這些細胞隔開。雙層鞘由一正電荷層和一個負電荷層組成，兩者之間以一個小小的帶電空間相隔。雙層鞘能夠保護細胞，不受環境或其他因素傷害，如太陽的太陽圈（heliosphere）就有雙層鞘綁在上面。若是有外來物進入電漿，電漿會立刻在該物周圍形成鞘。這種隔離入侵物的傾向，使得美國化學家兼物理學家厄文．蘭謬爾（Irving Langmuir）仿造同樣具有此種傾向的血漿，將電漿命名為「電漿」。因為這種特性，所以科學家在量測電漿時總是非常困難，因為它會立刻隔離量測器具。

科學家整理出電漿的三種運作模式：

1．暗電流（Dark current）：或稱「低電流」（Low current）型。這一型通常不會發光。行星及星際空間的電離層（ionosphere，亦即電漿鞘）就是以這種模式運行。

2．正常亮（Normal glow）：這是較強電流。以這種模式運行的電將會完全放光。霓虹燈、極光、彗星尾（comet tails）或太陽日冕都是實例。

3．弧（Arc）：極強電流，會形成熾亮、彎曲的絲狀體。電焊機、閃電、電火花及太陽光球（photosphere）等都是實例。一般情況下，電漿電流越強，電漿越光亮。

上個世紀有很多科學家對電漿做過研究，美國物理學家安東尼‧佩拉特（Anthony Peratt）所做的電漿研究非常重要。他建立的電腦模擬顯示了伯克蘭電流形成銀河系（galaxies）的過程。佩拉特和另兩位作家兼科學家華勒斯‧桑希爾（Wallace Thornhill）和唐納‧史考特（Donald Scott）是當今電漿研究的主要人物。這幾位科學家都贊同以全新觀點看待宇宙，叫做「電宇宙論」（Electric Universe theory）。電宇宙論是說，界定宇宙主要的力（force），是電，不是重力（gravity）。

電宇宙論

從最小的粒子到最大的銀河系，一個電路網統合了大自然的一切，組織所有的銀河系、恆星，創造行星，也在地球控制了氣候，活化生物體。電宇宙沒有孤島。

——大衛‧塔爾波特（David Talbott）、華勒斯‧桑希爾，《眾神雷霆》（*Thunderbolts of Gods*）

我做一輩子的研究，曾經獲知的所有概念當中，最深奧的莫過於新興的宇宙學理論「電宇宙」，電宇宙論是電漿宇宙學的產物。簡單說的話，電宇宙論是說主使空間的力量，是電力，不是重力。天文物理學家迄今為止仍堅持空間當中不會發生電荷分離，所以空間中也不可能存在電力。然而，歷次太空探索以及哈伯望遠鏡傳送回來的訊息，卻早已證明這種電荷分離是真的。現在應該已經不再可能否定電是空間中的一種「力」(force)，甚至是必要之力(the defining force)。

電宇宙論和目前的宇宙學模型完全分道揚鑣。電宇宙論不需要黑洞，不需要暗能量、暗物質，不需一些看不見、奇奇怪怪的東西。很多人不知道這些其實都是數學建構，而非可實際觀察的現實。科學家建立這種想像中的實體，目的是要解釋諸多銀河系中不充足的重力為何仍然能夠將它們連結在一起的原因。但若是根據電宇宙論，太空中所有可觀察的現象都可輕易理解、描述和預測，原因是電漿是可以比照放大的——意思就是，實驗室中製造出來的電漿行為和太空當中的電漿行為根本就一樣。

三百多年來，科學家一直認為重力是宇宙間的主導力，整個科學革命都建立在這種宇宙論之上。可以想見，學術界對於電宇宙論的揭露不會很仁慈，當中的學者一直在閃避。不過，儘管學術界有那麼多人懷疑，還是有人說電宇宙論的揭露，其重要性等同於上一世紀初哥白尼及伽利略揭露「地球繞日說」。波姆(Bohm)、波爾(Bohr)及愛因斯坦等人重新界定了世人對於微觀世界——量子世界——的認知，創造了一波思想革命，同理，佩拉特、桑希爾及史考特等人也是重新界定了世人對於宏觀世界——宇宙——的認知，從而帶來新一波的思想革命。此舉紮紮實實打破科學典範，因為這根本就是「重講宇宙故事」。

文化當中最重要的故事莫過於宇宙學故事。你寫故事，不管是想什麼故事，都要以這個宇宙學故事為背景。舞台上演出的人類戲劇都必須按照這個涵蓋一切的宇宙模式。我們目前的宇宙學大致上是這麼說的：大約一百三十七億年前，有一個「密度無限，熱度無限」的點突然爆炸，然後一直擴張至今。依照熱力學（thermodynamics）第二定律，它將會一直擴張，最後完全擴散、消失而結束。諸銀河系是靠重力維繫，靠位於中央的黑洞和神祕的暗能量維繫，這個黑洞會把所有的光「吞噬」下去，暗能量則是從外向內把銀河系推擠在一起。除了這些，剩下的就是神祕的暗物質。

生命處在這個神祕黑暗的宇宙是任意、混亂又茫無目標的。每一樣事物都像是機器，都是分別的存在。你我都無法理解任何一件東西，因為空間當中發生的事情，宇宙學家大部分都是用數學公式來界定，說的是它年代多久，擴張速度之快。美國太空總署發表的報告很多都會說到他們的科學家對於自己目睹的太空現象感到困惑。那是個危險、充滿敵意，又令人困惑的世界。

可是電宇宙論完全不是這樣看宇宙的。在電宇宙論當中，萬事萬物都彼此連結，皆具有意義。電宇宙論不但能夠解釋太空現象，也能夠預測太空現象，所根據的不過就是電磁電漿的固定行為。我曾經在演講中提到一件事情，那就是，我讀過的自我幫助書籍，最好的一本根本不是這種類型，是唐納·史考特寫的《帶電天空》（*The Electric Sky*）。這本書簡單扼要解釋電宇宙論，但是解說得很清楚，人人都能夠理解。那裡面有我自己不知不覺在追尋的：一個連結（connectivity）的宇宙、光的宇宙，而不是切割的、黑暗的宇宙。在那裡，我突然看到、感覺到，我和整個宇宙連結在一起。這種連結簡直就像是戀愛。我先生說得沒錯，我真的愛上了電漿。

太陽並不是孤立的熱核反應爐，只會在那裡將氫氣融合成氦氣（氦氣是自給自足的個體，自燃自盡）。太陽是一座電子發電機，由銀河的伯克蘭電流推動，並且透過這個電路網和宇宙間每一個電動恆星連結。這就是恆星和銀河系沿著這個巨大的電網路排列的原因；這就像聖誕樹上沿著電線掛在那裡的聖誕小燈一樣。這就是漢尼斯·阿爾文（Hannes Alfvén）一九六〇年代預測的巨大絲狀體結構。漢尼斯是瑞典及電子工程師、電漿物理學家，又是一九七〇年的諾貝爾物理學獎得主。他的預測於一九八〇年代開始就不斷從實際觀察獲得證實。有的藝術家要繪製人腦神經電路圖的時候，常常也會把這個絲狀體結構畫上去。

太陽風（solar wind）根本不是什麼「風」，而是電流。太陽風把電能送到地球。地球本身就是個電荷體。地球有一個電漿雙層鞘，是對太陽風電磁能量的緩衝地帶，叫做「磁性層」（magnetosphere）。太陽放電很強的時候，我們會在地球兩極看到極光。電藉由雷擊從積累中釋放出來，並且通過地表及海洋上、下，形成地電流（telluric currents）。科學家早就繪製了這種近地天然電流地圖。石油公司、天然氣公司都有這種地圖，也會用這種地圖，應該是為了探勘儲藏點。美國早期的電報系統顯然也是利用這種電流驅動的。

我第一次聽說「地電流」時，忍不住猜想那會不會是中國風水學講的「龍脈」（dragon line）。在中國風水學中，龍脈是指地球的絲狀體氣脈，新石器時代的歐洲則說是「地脈」（ley lines）。依照我的了解，這種地脈就是一些「馴龍」的龍脈，我們的祖先將它拉直之後再予以利用，很像今天我們把河流截彎取直，做成運河一樣——是同一種現象，只是稱呼不同。我不禁想說，擴散電漿（diffuse plasma）和中國人說的「氣」會不會是同一種東西，人體能量場是否其實只是外緣有著雙層鞘的電漿泡泡而已？

生物電漿

沿著這樣的探索路線，我無意間又找到一些資料關於人體能量場像是電漿，叫做生物電漿（bioplasma）或是物質第五態。下列這一段引文見之於多個網站（但是我找不到出處，有人提到原始研究出自 Inyushin 之手）：

一九五〇年代開始，俄國卡札克醫大（Kazakh University）的維克多．殷玉欣（Victor Inyushin）博士就開始廣泛研究 HEF（human energy field，人體能量場）。他倡議說人體四周有一個生物電漿能量場，是由離子、游離質子及游離電子所組成。他還說這個生物電漿能場是物質的第五態（前四種狀態是固體、液體、氣體與電漿）。殷玉欣的研究結果顯示生物電漿粒子經由細胞內一個化學程序不斷更新，也運動不止。這個生物電漿很穩定，其內正、負粒子也一直維持這平衡。這種平衡若有嚴重變化，病患或生物體的健康情形就會改變。[1]

前太空總署物理學家，名聞於世的能量治療師芭芭拉．布瑞南（Barbara Brennan）同樣也說人體能量場是生物電漿。她認為，身體創傷就是這種生物電漿介質中的能量「凍結」或停滯。[2] 安培定律（Ampere's circuital law）表示，有電流處必有磁場。根據羅林．麥克瑞提（Rollin McCraty）等人的研究：

相較於腦產生的電磁場，心臟磁場產生的電力於振幅上約為六十倍，而且充斥於身體的每一個細胞當中；磁力部分則是大約有五千倍，用敏感一點的磁力計在身體幾呎外的地方都偵測得到。[3]

超導量子干涉儀是很敏感的磁力計，連單次心跳、肌肉抽搐一下、腦部神經活動的磁場都偵測得到。全世界各地的大學及醫院研究中心，現在都用這種儀器理解生物磁場在病症診斷及醫治方面可能扮演的角色。

心臟數學研究所對心臟的電磁場是這麼說的：

心臟產生的電能會對外釋放到空間當中。心臟的電磁場不是靜態的，而是會隨著你的情緒變動。譬如，如果你感覺到憤怒或挫折感等這一類情緒，心臟電磁場的頻率就會變得很紊亂；反過來，如果我們感受到的是慈悲、關懷、感謝或愛心，心臟電磁場的頻率就會變成很有規律，很一致。就某種意義而言，我們實際上是會透過心臟產生的電磁場，對外如同無線電波一樣廣播我們的情緒。[4]

上面這一段話所說的磁場和一般所說的人體能量場有點不同。一般所說的能量場具有各種密度及特性，請參閱圖5-2。圖中那些環就是鞘（kosha或sheath），這是《吠陀經》所說的。不過，這兩種觀點都說這個能量場是環狀的。那些「環」（toru或toroid）在自然界不斷重複，和地球、太陽及光子的等離子層（就是電漿層）一樣，都是環狀擴散。

你只要想到身體帶有電荷，也有南、北兩極，就會認同圖5-3呈現的那些環狀圈是有可能的。還記得前面說過，電漿會形成彎曲的絲狀體、細胞與鞘。電漿場外緣的外面具有一層雙層鞘，其中的電荷比外緣內面的電漿強。所以，由於人體也有電磁電荷，自然也會向外重複這一個模式，因為生命的表現本來就是不斷的「碎形」（fractal）*——一句話，「上面怎樣，下面就怎樣」（as above, so below）。

*數學家曼德爾布洛特（Benoit Mandelbrot）於一九七五年創造了「fractal」這個字，來指稱大自然界無處不見的非幾何複現圖形（nongeometric repeating patterns）。

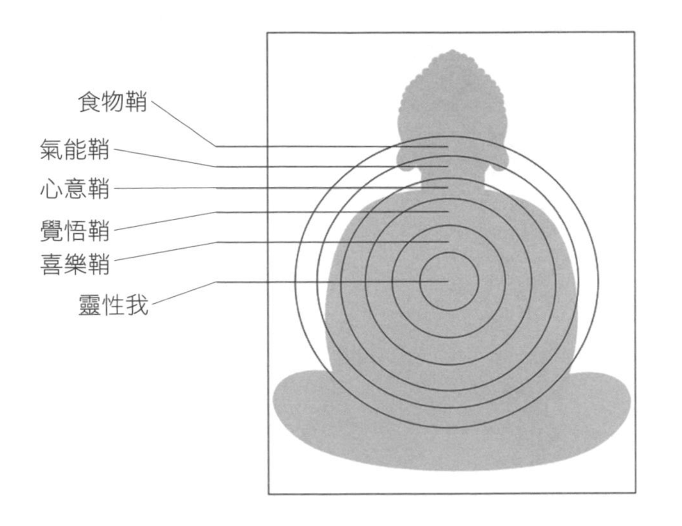

▲ 圖 5-2：氣場各層的鞘

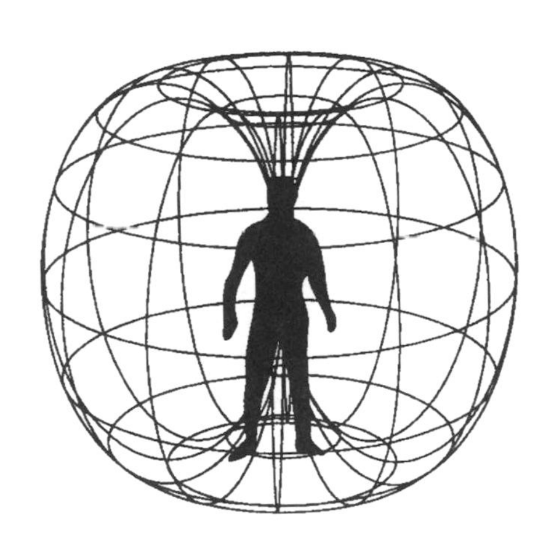

▲ 圖 5-3：假設中的人體環狀氣場

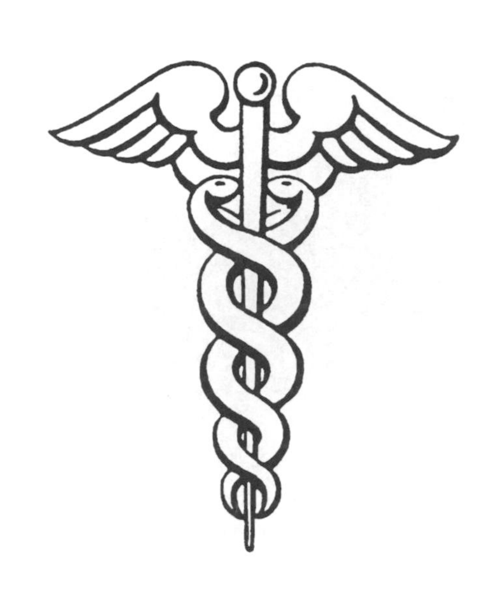

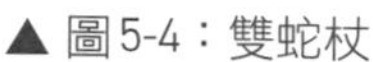

▲ 圖5-4：雙蛇杖

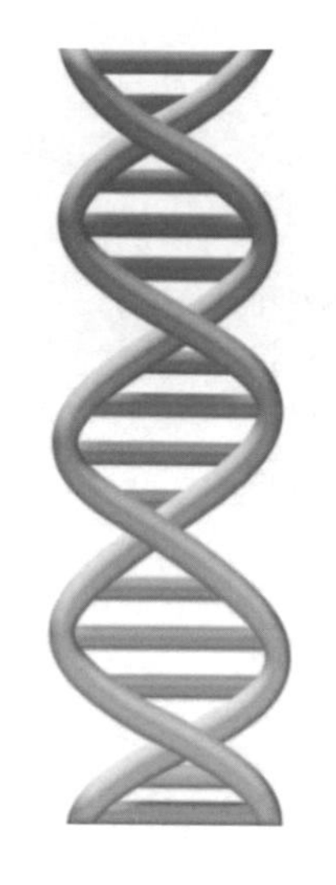

▲ 圖5-5：DNA雙螺旋

電漿如果是弧形電漿，在空間當中長距離移動時，會形成前述彎曲扭動的伯克蘭電流，彼此交纏互旋。這種互旋的動作會多方面表現於各種生命形式當中。所以若說它也存在於精微體（subtle body）內，是相當合理的。

《吠陀經》裡面描述，人的脊椎有兩條蛇狀通道從底端盤旋而上，直達頭頂，沿途在每一個交叉點創造脈輪，或說是「能量渦流」。這樣的意象讓我聯想到兩個常見的圖像，一個是雙蛇杖（caduceus），另一個是DNA雙螺旋（DNA double helix），請參閱圖5-4、5-5。

雙蛇杖是一種密教符號，多種文本均描述雙蛇杖起源於古埃及。這個符號當中有兩尾蛇，代表由拙火能量構成的乙太通路，這兩條通路在體內往上竄升，將下半身實體和上半身靈性連結起來。左邊這一條叫「依達」（ida），是女性通路，或說是陰性能量（yin energy）；右邊這一條叫作「平嘎拉」（pingala），是男性通路，或說是陽性能量（yang energy）。中間的通路，叫做「杖」，或說「蘇順那」（sushumna），沿著脊椎中柱往上升。心識夠安靜的話，蘇順那就會啟動，將內在的我與宇宙連結起來。這支雙蛇杖的兩翼代表「風」（air），和上半身靈性我有關，要左右兩條通路平衡才有辦法探索這個靈性我。「杖」則是由金屬做成，代表「地」(earth）要素。

另外一些文獻則說雙蛇杖源自希臘神話和赫米斯神（god Hermes），赫米斯神羅馬人也稱作莫丘里神（Mercury）。在這種情形下，雙蛇杖成了「市場」的象徵。[5] 這個密教符號原本跟原始的男性及女性能量和上半身靈性能量有關，但是古希臘人、羅馬人似乎將這個意象應用在商業方面，而非內在基本體驗。市場取代宇宙以及人豐富的內在，這在我們這個現代世界尤其明顯。然而諷刺的是，現代主流醫學卻又採用了這個古密教符號，成了保健執業者及公司的標誌，就連美國醫學會也不能免俗。

圖5-5表示的是DNA的螺旋結構。從微觀到宏觀，我們看到能量的運動形成了這種結合正負、男女及陰陽的螺旋結構。所以在空間當中流動的電漿，應該和我們體內的能量流有很密切的關係。

我們一直認為人是一種化學及機械存有，這種看法其實是制約的產物，實際上，人是電的存有。說到電，大部分聯想到的就是神經系統，但事實上，科學家早就斷定體內無所不在的結締組織膠原蛋白（collagen）也是導電體，血液也有帶電，骨骼會導電，心臟是電動振盪器，腦波就是電頻。

舒曼共振

全世界隨時都有約莫兩百個暴風雨，每秒發出五十次雷電，在地表及地球電離層之間產生特定頻率。奇異的是，我們的腦波能夠按照這一個頻率的波長運作。這一個頻率——7.83赫茲駐波及其高次諧波——叫做「舒曼共振」，是存在於環境中的連續電磁脈衝。舒曼共振有時候叫做「地球的心跳」（Earth's heartbeat）。我們腦中的松果體（pineal gland）會接收這個環境頻率。松果體含有磁鐵礦（magnetite），這是一種氧化鐵，具有天然磁鐵的磁性。松果體之所以重要，是因為松果體主導多種身體機能，包括褪黑激素分泌、內分泌（賀爾蒙）系統調節。人類開始有太空人到大氣層以外的太空之後，就開始有太空人報告說他們因為松果體失常而患了「太空病」（space sickness）。他們的松果體會失常，應該是長期沒有接觸地球這個常在頻率的關係。後來太空船開始配備舒曼共振機才解決了這個問題。

有趣的是，7.83赫茲正是行者打坐或藝術家創作狀態時的腦波頻率；科學家也常常在薩滿巫師和治療師身上記錄到這種頻率。人的腦波一般分為四個波段，分別是戴爾塔（delta）波，0到4赫茲；希塔（theta）波，4到7赫茲；阿爾法（alpha）波，7到13赫茲；貝塔（beta）波，13到40赫茲。戴爾塔波和深層睡眠、更新與療癒有關；希塔波和洞察力、直覺力與覺察力有關；阿爾法波和寧靜、清醒的警覺力有關；貝塔波和緊張、焦躁不安、憤怒等情緒有關。現代人的腦波，活動範圍大部分都在貝塔波段。我們的腦波如果和舒曼共振同步的話，就能夠處在最佳情緒狀態。

我們向來都認為閃電是一種雲對地現象，但是科學家後來發現，閃電實際上是一種電離層（ionosphere）對地面現象。科學家在雲層下面發生閃電的時候，同時在雲層上方至上層大氣（upper atmosphere）之間觀察並拍攝到放電現象，分別稱之為「精靈」（elves, Emission of Light and Very low Frequency perturbation to electromagnetic pulse sources）、「噴射流」（jets）和「水精靈」（sprites）等等。由於電離層一直透過太陽風和太陽進行電接觸，太陽也透過伯克蘭電流和天空進行電接觸，所以人在地球上實際上也一直透過腦部和身體的電子活動和整個電宇宙共振，尤其如我們有調諧到7至8赫茲波長時更是如此。氣功師父為人治療時，科學家在其手部測量到的，就是這個頻率。這表示氣功師父真的有和宇宙電磁能量連結。

創造新的宇宙學

我們都是電磁的存有，都沉浸在靠電磁連結的世界，全人類就是這麼簡單的一體。但是長久以來我們卻一直缺乏這種認知，困在只教會我們物質三態的科學典範之中。我們依據這個模型，活在由重力驅動，像撞球檯一般的牛頓式宇宙，只會在冰冷而零碎的真空自轉。一九一八年諾貝爾獎得主普朗克雖然曾經說「如今我們已經發現根本沒有物質這種東西，有的只是由一種看不見的智力所設計的各種頻率振動」，但是我們卻依然像是活在零散粒子的世界，以為自己是自給自足的個體，但其實是身心分離、人類和大自然分離。我認為，我們目前的主流典範之所以沒有擺脫這種萬事萬物「各自分離」的錯覺，原因在於我們只知道事情的一部分，只知道「微觀」的部分。量子論告訴我們，萬事萬物都在極微小處互相連結，但是電宇宙論描述的卻是振動的、萬物互相連結的宇宙。這樣的宇宙論改變了三百年來的宇宙故事。宇宙學改變，萬事萬物就改變，因為萬事萬物都要參照宇宙論而存在。

人都渴望連結感。這種連結感的背後是一個「相關流」(current of interrelationship)，整個連結感基本上就是我們所謂的靈性、一體。上一次科學革命所提出的宇宙學是「分離」、無靈性的。電宇宙論卻告訴我們，我們全體都透過電漿而連結在一起。

不過，除了電漿，我們還有一種更深層的連結，那就是乙太。

乙太

根據廣義相對論，空間具有實體性體；因此，就一種意義而言，空間存有乙太這種東西。根據廣義相對論，空間沒有乙太是難以想像的。

——亞伯特·愛因斯坦

我們來看字典當中對於「乙太」的定義：

1. 任何由兩組碳氫化合物以一顆氧原子連結起來的有機化合物。
2. 一種揮發性、高燃燒性的液體 $C_2H_5OC_2H_5$，以乙醇加硫酸提煉而成，常作爲試劑及溶劑使用，正規用途為麻醉劑，又名「依打」(diethyl ether, ethyle ether)。
3. 地球大氣層外的太空；天國。
4. 遠古及中古時代文明相信充滿於月球以外空間，構成恆星、行星的元素。
5. 物理學：一種無所不在，無限靈活，無質量的介質，有經正式假設為電磁波藉以前進的介質。

所以我們要談的並不是定義一和二，而是定義三到五所說的「無所不在，無限靈活，無質量的介質，有經正式假設為電磁波藉以前進的介質」。我們可以從這裡推論說，乙太是一種無所不在，同時間存在於宇宙各處的介質。

科學家曾經一度認為乙太是星光藉以前進的介質。可是一九〇〇年代科學家剔除了這種意義，改成以真空論（vacuum theory）代替。這應該是要配合愛因斯坦的相對論。教科書解釋剔除這種意義的原因時，提到了一八〇〇年代末的「邁克生—莫雷實驗」（Michaelson-Morley experiment）。這一次實驗毫無結果，證明乙太似乎和大家平日所想的一樣，並不存在。這一次實驗的相關人、事非常有意思，不過這裡無法細說。目前只要這樣說就夠了：說到愛因斯坦和乙太，大家都知道他原本認為乙太並不存在，但是一九二二年卻得出相反的結論，表示空間當中一定要有乙太為介質才行。[6]

不過，愛因斯坦後來雖然收回早年的主張，但是「乙太」概念在那個時候卻已經過時，此後就一直不為世人所喜，直至現在。不過近年已經開始有人覺得需要對這種無所不在的精微能量場有個解釋。所以半個世紀以來，這一種介質又開始有了一些新的名稱，譬如零點場（the zero-point field）、源場（the source field）、量子潛能（the quantum potential）、場（the field），甚至希格斯場（the Higgs field）等等都是。像「希格斯場」，其定義就是「遍存於宇宙，看不見的能量場」，聽起來簡直就是「乙太」的定義。

自我覺知的宇宙

我曾經在本書第一章描述過「精微能量」。你如果回頭想一下我們描述的內容，一定會發現我們現在說的其實是一樣的東西。不過，我到底有沒有想要知道電漿和「氣」是不是一樣的東西？我現在是不是就在說乙太和「氣」是一樣的東西？大哉問！我就盡力照我所理解的來解說一下。

由於語言結構的關係，我常常說環境中的種種是「東西」（things）。但是，若是回想普朗克說過的「一切事物都是振動，只是頻率不同而已」，那麼其實這個「東西」事實上反而比較像是「過程」。譬如說，赫必族（Hopi）語等幾種語言就沒有名詞。他們不論在講什麼都當那是一個發生中的過程，不是什麼事物。

質、能在我們的環境中不斷在互換。頻率是在連續不斷（continuum）的狀況中變換。這個連續不斷狀況是一個中間無任何分切的總譜，如同樹木吸收陽光、成長為大樹、水蒸發而成蒸氣，恆星爆炸而成為星塵。物質一種狀態要轉變為另一種狀態——譬如液體水要變成固態冰——各有其關鍵門檻，但是最後的電磁頻譜卻只有一個，只是其中有從極高極快到極低極慢的各種頻率而已。

所有物質的整個連續體中，我們有的是乙太。這是物質最高、最精細，也最基本的狀態。乙太以扭轉的動作自旋，向中心旋轉而呈集中狀態，叫做電漿。電漿進一步濃縮，成為氣體、液體或固體，這就是我們在周遭環境中所見的東西。精微能量應該是以極大的密度或質地而存在，從最精細的到最粗重、能夠觸摸得到的都有。就我所知，從最精微的乙太到擴散電漿的一切都可以稱之為「精微能量」。而所有的精微能量，可能就是「意識」（consciousness）。原因是：宇宙若要維持前後一貫的存在，必須要有某種程度的自我覺知。宇宙必須意識到自己，而且是當下意識到，發送訊號不能有時間差——這意思就是說，在這一介質中傳送訊息的速度要比光速快。因為乙太介質在宇宙中無所不在，所以宇宙是依靠此一介質才能夠自我覺知。

「自我覺知的宇宙」這種概念在我們所謂的「重力」概念中也看得到——宇宙全體必須同時在每一處都立即知覺到自己，否則如何維持它那有條不紊的秩序？

一天早上，我想既然乙太也是同時間內無處不在，所以應該也有全面的自覺性才對，另外我也曾經在書上讀到重力也有這種特性。此時我突然想到，不知道乙太和重力有沒有什麼關係。我立刻上網搜尋。我輸入「乙太具有重力特性」這幾個字，發現確實有人支持這樣的理論：重力不是把我們往下拉的力量，而是把我們往下推的力量；那是無所不在的精微乙太場的力量，從四周一直把我們往地球中心推。

這讓我想到微中子（neutrinos）。科學家說微中子是無質量高頻粒子，和物質有極微弱的互動，從四面八方往地表方向推進。我就想，科學家這樣說的話，那微中子和乙太會不會是同一事物？我繼續探究，結果發現電宇宙論的擁護者桑希爾就是這樣表示。

不過請記得，我並不是說這就是一切的答案。我不是專家，而是一直在提問的學習者。我只是跟各位分享我找到的答案，並且證明那些答案可以互相融合。我十足鼓勵各位自己研究，對我提供的資料建立自己的看法也很好。

好，我們再繼續探討乙太的特性，這些特性實在太重要了。還記得，乙太這種很特別的現象有各種名稱，但因為「乙太」是其中最原始的一個，所以我就一直都使用這個名稱。

科學家說乙太的運作是全像式的（holographically），意思是說，每一部分都有整體。因為乙太有這種全像特質，所以才能不論在多遠的距離立即溝通；這意思就是說乙太是「意識」的介質，意識的載波（carrier waves）。乙太，作為將我們大家連結在一起的非局部相聯介質，是遠距視覺、遠距聽覺、同步事件（有意義的巧合）和心電感應（telepathy）等所謂超常現象失落的環節。

根據《反重力推進的奧祕》（*Secrets of Antigravity Propulsion*）作者，物理學家保羅・拉維奧萊特（Paul LaViolette）所說，看不見的「乙太物理學」（aether physics）可以解釋幽浮（UFOs）那種快速直上直下和鋸齒狀的飛行方式。拉維奧萊特對這一類題材做過深入的研究，「乙太」這個東西會受到打壓有各種原因，其中一個就是「國安」（national security）問題。

科學家尼可拉・特斯拉（Nikola Tesla, 1856-1943）發明了交流電等概念。他曾經想到一個控制及傳送乙太能量的方法。不過我們目前的教育系統中不會學習到特斯拉這名科學家以及他對科學的重大貢獻。這樣說並沒有影射什麼陰謀論，而是呈現出一個簡單的經濟學，那就是，特斯拉想把免費的能源傳送給每一個人，但是其融資者知道之中的利害關係，所以制止他繼續研發這種尖端科技。後來他就被踢出主流歷史之外，乙太也從主流科學剔除。

乙太另外還有一個特性就是前進時會撓動（扭轉）前進或迴旋前進，這叫做「撓場」（torsion field）或「撓波」（torsion waves）。從銀河系、龜殼到氣候型態，大自然事物不斷形成螺旋形；造物的每一個層次都重複呈現「Phi 螺旋」（Phi spiral）比例。Phi 螺旋以及相應的黃金矩形（Golden Mean rectangle, 1:1.618）都是自然界不斷以「碎形」重複出現的比例（請參閱圖 5-6：黃金率）。

但是乙太並非只有「螺旋」這個型態。柏拉圖立體（the five Platonic solids）也是大自然造

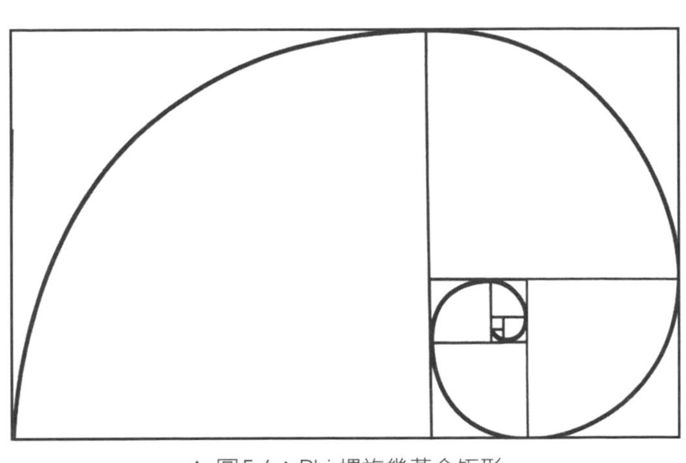

▲ 圖5-6：Phi 螺旋幾黃金矩形

物源自乙太的幾何圖形的一部分。這種立方體的表面形狀、邊緣長度、角度都一樣，從任何一個方向看形狀也都一樣。柏拉圖是最先描述這些立方體的第一人。他說只有這幾種立方體才能夠契合圓球形。希臘人教導說，這五個立方體是一切實體造物的核心型態。其中四個就是地水風火四大要素的原型（archetype patterns）。第五個則是生命力（希臘人所說的乙太）的型態。這個立方體——十二面體（dodecahedron）——事實上是古希臘畢達哥拉斯學派（school of Pythagoras）一直嚴守的祕密，連柏拉圖都不大聲張揚。他們擔心這個型態萬一遭到濫用，將會釀成重大禍害。（這個型態使我聯想到五角大廈！）

和螺旋一樣，這五個型態在自然界也是一直重覆出現，尤其化學中的原子這一個層次更是如此。我們這裡沒有如前所說將五個立方體契入的圓球形圖示，但這個圓球形卻是乙太的另一個型態。把圓球形和螺旋形結合起來，會形成「立體環」（torus），這也是乙太的基本型態。

在密教傳承中，據說人的身體有個乙太模板，也就是些呈渦流狀或立體環狀的精微能量源體。乙太能量在這些個源體間流通，而這些源體也會維持乙太能量的穩定，增強其密度及電荷，最後並負責創造身體。乙太模板在前，身體在後。人的心智一輩子都在製造這些立體環的形狀或結構。人臨死之際，心智開始退出，那些立體環結構——原本創造秩序，維持秩序的潛在型態——跟著消失，肉身隨即開始崩解。

立體環狀光環雖然有邊界，也就是電漿宇宙學說的那種雙層鞘，但事實上卻置身在宇宙乙太場中。宇宙乙太場則是無邊無界、無垠無涯的。也就是這個道理，所以我們每一個人隨時都和宇宙萬物連結在一起。因此，只要在我們的宇宙學框架中納入乙太和電漿，我們所在的次元將立即超越我們已經習慣的物質世界。

乙太具有全像性，同時無所不在；這樣的乙太對於心電感應、遠距聽力或遠距視力等等超常現象將是簡單而又合理的解釋，否則傳統無乙太的科學典範不斷地指斥這些現象不可能（倒是還不需要像愛因斯坦說那是「遠處怪異的活動」）。我們的意識最終就是整個海洋非局部的一部分，可以任意遊走，當下立即和別人的心智連結，再怎麼遙遠都可以。同步事件，尤其

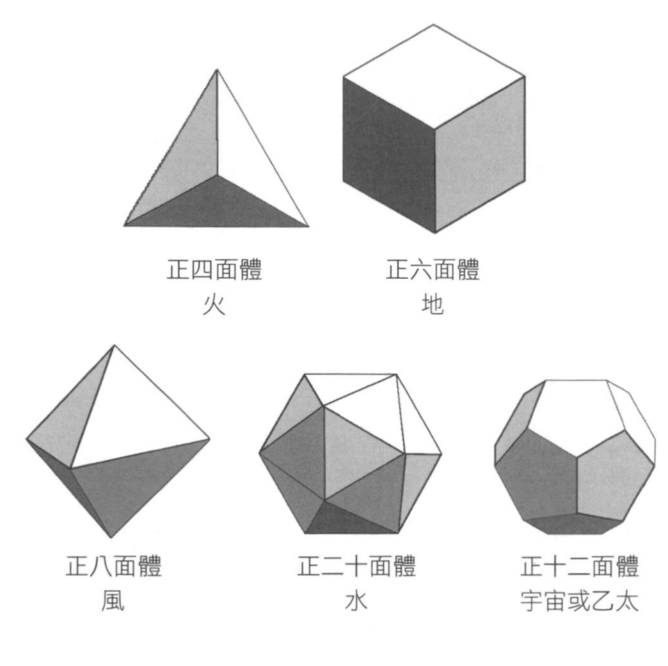

▲圖5-7

對於腦波已經在舒曼共振波範圍（3至60赫茲）內的人來說，是很正常的，因為他們一直讓自己接受梭羅所謂「精微磁力」的引導。

至於治療方面，接受從乙太或靈性觀點出發所進行的治療可以直接改變乙太，使身體產生實質的變化。這是因為，只要能夠操作乙太和電漿，就能夠操作實體。所以生物場治療法之所以有效，根據的無非就是這個前提。我們在下一章就會發現這一點。

科學界呈現的生物場

生物場概念及生物場調諧模型

「生物場」或「生物能場」的存在直接牴觸物理學、化學、生物學原理。

——維克多·史騰格（Victor Stenger）

在科學界，權威的存在會引人質疑，因為新觀念往往來自異端。

——約翰·波蘭尼（John Polanyi）

研讀過電漿和生物電漿之後，我覺得自己明白了一些事情。但是，除了芭芭拉·布瑞南和一些艱澀難解的中國、俄國文獻以外，我只發現杰·艾弗瑞（Jay Alfred）曾經支持相同的理念。艾弗瑞著有《人的隱形身體》（*Our Invisible Bodies*）一書。他在書中敘述和「高諧電磁能體」（higher harmonic electromagnetic energy bodies）這個概念相關的邏輯，不過他還用這個概念解釋了鬼魂和來生（life after death），兩者於我的研究主題而言均屬離題。另外，他沒有學位。我曾經很辛苦的尋找研究人體能量場的美籍科學家（「人體能量場」是我輸入學術資料庫的關鍵字），最後在研究路途上一次轉折，才在蓋瑞·許瓦茲的《能量治療實驗》（*The Energy Healing Experiments*）這本書中看到「生物場」（biofield）這個字。他是亞利桑納大學的心理學、醫學、神經學、精神醫學、外科教授，也是意識與健康推進實驗室（laboratory for Advances in Consciousness and health）主任。

根據他的看法，「生物場」一說是一九九四年國家健康研究院（National Institutes of Health, NIH）一群科學家為了描述人體周圍的訊息能量場而選定的。我在公共醫療搜尋引擎（PubMed）和醫學文獻分析及檢索系統（MEDLINE）這兩個網站做了那麼久的研究，這時突然有了結果。我開始知道在美國有一群科學家也在研究人體能量場的成分及機制。我不再孤單，不再偏居邊緣。我沉浸在這些科學家豐富的研究資料當中，他們早在我開始之前就已努力理解並釐清機械論舊典範一直在強力掩蓋的事情。原來機械論者擯斥生機論者（vitalists）陣營已有相當時日了；他們始終堅稱沒有「生命力」一事。

我以「生命力」（life force）為關鍵字，發現了一個為時四百年（有人說是兩千五百年）之久的問題，那就是，機械論者和生機論者對於生命之本質看法的根本差異。能量醫學及替代醫學的世界性權威詹姆斯．奧希曼（James Oschman）博士在他的《能量醫學：其科學根據》（*Energy medicine: The scientific Bases*）當中說，「機械論者認為生命依循的是化學及物理法則，生機論者自古以來卻相信正常的物理學、化學絕對無法解釋生命，在已知的自然法則之外，還有一種奧妙的『生命力』。」[1]

雙方的爭論在一七八四年上演，戲中的主角是德國醫生法蘭茲．安東．梅斯瑪（Franz Anton Mesmer）。奧希曼說，「一七七三年，梅斯瑪開始用磁鐵治病。他的病患常常會發覺身體有

『不尋常的電流』通過，而後就開始發生『好轉反應』(healing crisis)，最後痊癒。梅斯瑪很快就發現他可以不用磁鐵，只要用手就能夠製造這種現象。」[2]

梅斯瑪聲稱他在身體四周偵測到磁流，所以他提出了一個和中醫很接近的理論。他認為，健康就是生命能量在身體各處通路循環良好，疾病就是循環不良，堵塞。他觀察到，打通堵塞處，恢復良好循環之後，會發生「好轉反應」，才能恢復健康。若是身體自己無法解除堵塞，病患就需要他所謂「動物磁鐵」(animal magnetism)這種導體的協助，而且這種導體的協助是很有效的。

關於梅斯瑪，很有意思的是，我也有他那種經驗或感覺，也就是身體四周有一種磁流。這個磁流場堵塞的話，就會表現為身體內部堵塞，能量不流動，就會生病。解除場中能量的阻塞，就會解決身體的問題。啟動音叉所創造的相干音調似乎可以擔當「動物磁鐵」導體的作用；亦即，相干音調也有能力解除生命力流的阻塞，或者說，釋放「凍結的」生物電漿。*

*電漿的運動，在電漿物理學叫做「磁流體力學」(magnetohydrodynamics)，意指確實有「磁流」這種東西。

不幸的是，包括偉大的富蘭克林（Benjamin Franklin）在內的一個委員會，卻在一七八四年判定梅斯瑪的「磁流」和「動物磁鐵」是子虛烏有，純屬想像。他從此被迫不得再行醫，一輩子就此埋沒，無人聞問。科學界從此就一直維持這種立場，機械論者勝出，生機論者失敗。然而，趕走了梅斯瑪，近代一些科學家卻無視於當道的機械論典範，在科學探索路上有了相當大的進展。

生物場研究的先鋒

近代有一批美籍科學家率先研究物質周遭電磁場，哈洛德．薩斯頓．波爾（Harold Saxton Burr）是其中之一。哈洛德一九二九到七三年在耶魯大學醫學院擔任解剖學教授，一九三二年至五六年，他對人體能量場做了全面的研究。他把這種生物場叫做「L場」（L-fields）[3]。這幾年，面對主流生物學及醫學，他反其道而行，因當時的醫學傾向於機械論及用藥模式。

他的同儕認為「生命場」概念實屬荒唐，但是他堅信L場就是生命物質的藍圖。依照他的看法，只要能夠把錯亂的能量場偵測出來，使之回歸正常，就可以防止病理發生。他的研究成果在當時沒有人接受，但是後來卻成了羅勃．貝克（Robert Becker, 1923-2008）做研究的基礎。貝克是矯正外科醫師（orthopedic surgeon）。他有一本經典著作，叫做《人體電力：電磁力與生命的根基》（*The body Electric: Electromagnetism and the Foundation of Life*）。他也相信身體內外電磁場對於身體的形成是首要之物[4]。

近年以來，魯伯特．薛爾德瑞克提出了「型態共振」（morphic resonance）及「型態場」（morphic fields）概念。由於他堅定的生機論觀點，曾被視為現代科學界爭議性的人物（他是我前面所說被『TED談話』禁播的幾個人之一）。他在自己的網站「常見問題」欄這樣解說「型態場」：

> 「成形因果」（formative causation）假說認為各種自我組織系統都是由型態場塑造的。型態場組織原子、分子、結晶體、胞器（organaelles）、細胞、組織、器官、生物體、社會、生態系統、行星系、太陽系及銀河。換句話說，型態場組之複雜度以及各有差異的系統，擔當我們於大自然所見各種「完整性」（wholeness）的基礎；這個「整體」並非只是所有部分的總和，型態場還保有由型態共振所賦予的記憶。型態場中每一種東西都有其集體記憶。水晶會受到以往所有同一種水晶的影響，棗椰樹會受到以往所有棗椰樹的影響，長頸鹿會受到以往所有長頸鹿的影響，等等。在人類的世界，榮格的「集體潛意識」（collective unconscious）理論就是這種記憶。[5]

他認為型態場塑造了生物體的秩序、結構與機能，這樣的論據指向了一種完全的、非簡約論的自然觀點。「幾十年來，自然典範發生了從機械論到整體論幾個階段的轉換，但是主流科學界卻依然堅持化約式的機械自然觀。」[6]

型態場彰顯了機械論觀點和生機論觀點的重大差異。機械論觀點說的是，體內的生物場是生理活動的結果，生機論者卻說生理活動是地磁能量等幾種精微能量的結果。這種爭論，總括起來就是兩句話：我們到底是「具有實體體驗的靈性存有」，還是「具有靈性體驗的實體存有」？我個人的看法是：兩者皆是，因為兩者是在彼此不斷互換、交流當中創造了對方。從人的觀點看，光不論如何就是又是粒子又是波。

如同薛爾德瑞克所說，近數十年的生物場研究結果有很多都證明了生機論的有效性。比佛莉．魯比克（Beverly Rubic）博士在她二〇〇二年的〈生物場假設：其生物物理學根據及其在醫學中的角色〉（*The Biofield Hypothesis: Its Biophysical basis and Role in Medicine*）這一篇論文中說，生物場是很複雜的微弱電磁場，會利用電磁「生物訊息」（bioinformation）來進行自我調節。這是一個光速（亦即當下立即）、溝通光網絡（light grid of speed-of-light communication），是很緩慢的化學反應過程的底基。這個光網絡解釋了一些聲稱在此一生物場操作的替代醫療法那種快速而完整的效果。

魯比克指出，針灸、順勢療法（homeopathy）、生物電醫學（bioelectric medicine）、靈氣（Reiki）、觸摸療法（therapeutic touch）以及觸療（healing touch）等替代療法利用的都是這個潛在電磁場。這些療法至今仍在主流之外，主因在於缺乏共同解釋療效的科學理論基礎。她描述說，二十世紀初的物理學就是因為科學家發現光的波粒二象性而不得不調整。因此，如同科學家不得不考慮這個波粒二象性，生命也是由複雜的生物分子結構和動態資訊波兩者構成的。以分子、化學及機械觀點看生命，就會為對症醫學（allopathic medicine）提供科學根據，如果以能量、生物場觀點看生命，就會為各種替代醫療法提供科學根據。

以能量、生物場觀點來看，人身就不是只有實體、機械的、化學的成分，而是還有振盪電磁場、所有細胞、器官與系同共統構成了很複雜的駐波，其中的頻率像是交響樂一般，隨時在變換。因為身體就是一整組動態頻率，所以由外引入從音叉、順勢療法或藥物發出的頻率就會改變、加強或是動搖生物場的平衡與穩定。依照潛在的藍圖所做的這種頻率調整會製造一些生物性反應。這或許可以解釋可聞聲頻如何和生物場銜接產生治療效果。魯比克所說的一段話也許足以支持這個理念：

腦和心臟會發出多種天然頻率，從體外對生物場應用這些頻率，會有共乘（夾帶）效果，促成生理、心理和行為等方面的變化。希斯金（Siskin）和沃克（Walker, 1995）曾經覆核某些頻率的療效，其中的幾個如下：2 Hz，神經再生；10 Hz，韌帶治療；15、20、72 Hz，刺激毛細管形成及纖維母細胞（fibroblast）增生。這表示，要調節生物機能，必須要有電磁生物訊息，而且，生物訊息都記載在生物場中。所以，調節生物機能的電磁生物訊息都是生物系統的天然振盪器所發送。換句話說，細胞與細胞，組織和組織之間，總是在互相「低語」著電磁訊號，也總是在「聆聽」周遭相關訊息。[7]

魯比克提議，生物場假說或許「為針灸、順勢療法、生物電磁療法及生物場療法等能量醫學提供了科學的理論根據。」[8] 科學家預測，這些療法的「動作模式」，第一個階段將是和生物體的生物場互動，形成對順勢動力（homeodynamics）影響效果。順勢動力指的是身體當中永遠在促進療癒，維繫秩序與平衡的組織性智力。

另外幾種生物能研究

史丹佛大學材料力學及工程學榮譽教授，精微能量研究的先鋒威廉·提勒（William Tiller）博士進一步推演了這個理念。提勒博士的研究內容非本書所能敘述，但是他和同事合作製造了一部精微能量偵測器卻相當值得注意。他們用這一部像蓋格計數器（Geiger counter）的超敏感儀器，證實了一個已知電磁譜當中看不到的能量場。提勒博士用這一台機器，搭配另外一些儀器及方法，證明這種精微能量對人的意圖和注意力焦點有反應。[9]

已故UCLA（加州大學洛杉磯分校）榮譽生理學教授、科學家、作者及演講家瓦勒莉·杭特（Valerie Huntg）一生研究人體生物場數十年，對這個領域有諸多貢獻：「杭特博士推測心電圖機、腦電圖機偵測不到人體生物場的振盪頻率，所以製造了一部高頻儀器來記錄人體體表發射的生物電能。她證明身體發射出來的原子，其能量的頻率比身體其他任何已知的電子活動快一千倍。」[10]

杭特博士還用屏蔽了電磁波的mu屋（mu room）進行了研究。她發現，只要把這個房間的電磁波清除掉，裡面的人就會「潰散」，情緒崩潰，但卻不知道原因。恢復環境中的電磁能，這些人情緒隨即又平復下來。[11] 這種情形表示生物體需要有電磁場，才能夠維持一貫的情緒和「完整」（togetherness）的感覺。*

*我看到不少資料表示地球磁場四千年來已經衰減了80%到90%。將這一點和杭特博士的研究放在一起看，就會理解難怪現代人罹患心理疾病的人數一直穩定上升，人類全體也越來越感覺世界將分崩離析。另外，也因此理解到也許我們的祖先較有辦法清楚感覺到地電流（龍脈），因為當時的地電流比較強，而且地表的噪音和電磁干擾比較少。

生物光子

魯比克、提勒及杭特等幾位科學家探討的是電磁波及其頻率，德國生物物理學家弗里茲·亞伯特·波普（Fritz Albert Popp）卻用另外一種觀點描述此一現象。他的觀點就是「生物光子」。「以現代的量子論而言，光是以所謂『光子』這樣的能量小包或粒子發生。生命的過程中，則是除了幾種大生物分子，主要由DNA發射並接受幾種光子。這些光子擔任的是溝通、刺激生化反應以及體內調節的功能[12]。」換句話說，生物光子就是相干光（同調光）量子，由細胞內的DNA發射及接收。波普於一九七〇年代發現生物光子，發覺生物光子像是創造了一個全身上下的全像相干電磁場，這個電磁場利用低磁波在整個系統內進行立即溝通。*

生物光子和電磁波傳輸背後的科學都涉及化學作用層次底下的訊息層。科學家已經用精密的相機拍到了人身（其實所有的生物體都是）放出這種生物光子。正常人的皮膚每一平方公分會放出幾個至幾百個生物光子。[13]然而，生物體如果承受到壓力，放出的生物光子數量會增加。我曾經在網路上找到一張照片，照片顯示拿刀子從生物光子倍增器（multiplier）裡的一株黃豆芽劃過之後所發生的事情。生物倍增器是很敏感的儀器，能夠計算生物體釋出的生物光子數。從照片中你可以很清楚看到黃豆芽被刀子割過以後，開始「洩光」（也就是大量放出生物光子）。所以，人如果「千刀萬剮而死」，那就不只是因為流血過多，而是流失了大量的電磁生命力。

生物光子研究領域發展很快。這或許有助於連接科學和靈性。千百年來，密修士一直告訴我們說人都是光的存有。現代宇宙學家、天文物理學家卡爾．沙岡也說我們人是「恆星物質」。而我們現在看到的正是相干光機制提供了身體及其生理過程賴以發生的能量框架。

英國物理學家赫伯特．弗洛里希（Herbert Frohlich, 1905-1991）幫助我們更深入認識了這種機制。他相信很多生物分子都有擔當發射及接收電磁能（由生物光子攜載）和振盪能量（初級纖毛，或說是細胞膜表面音叉般的結構），發射和接收的同時還提供讓細胞內一些特定反應發生所需的頻率。既然大部分的收、放動作都是透過DNA分子發生，生物體內的生物光子也全部都同步作動。你大可把這種「相位同步」（phase synchronization）想像成身體的每一個部分都照著一樣的樂譜在演奏；但這種相位同步在細胞溝通與協調上卻擔當了關鍵性的角色。

*我一直到必須撰述電磁波和生物光子時才開始去思考這兩者間的相同之處。但是，既然光既是粒子又是波，所以不論怎麼稱呼，討論的都是同一種東西。有的人比較喜歡光是粒子，對這樣的人來說，繞著全身滿場飛的生物光子或許比電磁波要來得容易理解。

DNA也許起著「天線」的作用，負責收、發來自乙太／光之模板的訊息。我們的身體從這個固有的溝通系統維持一致性和組織。這個溝通系統則是以電磁波的訊息傳輸為基底，不是如我們現在所認為的以化學訊號為基底。化學作用過程比較緩慢，確實不足以解釋猶如職業運動員所需的那種快得不可思議的溝通。

我們現在在討論的生物光子和電磁訊號，講的都是身體內部的能量，那麼，身體外面的部分呢？一般都認為你可以在體表外幾公分處偵測到電磁場，再遠就不行，但是，依據一部分紀錄，如果你使用的是超導量子干涉儀這種儀器，那麼你在距離身體3・6公尺處還是可以偵測到微弱的磁場[14]。我自己運用音叉時也曾經發現這種事情。我在一個個案距離其身體1・8公尺處發現了電磁訊息。所以，人身四周圍到底有的是怎樣的地形（terrain）？

精微身

麻省理工學院出身，《生命力，科學的根據》（*Life Force, The Scientific Basis*）一書作者，物理學家克勞德・史磺生（Claude Swanson）說，生物光子始終一直留在身體內，身體外面的地形則是由所謂撓波（torsion waves）組成。撓波又稱標量波（scalar waves）或潛能（potentials），也許和乙太相似。這種非赫茲波（non-Hertzian waves）或縱向波會從身體的電力系統以正角發射產生的電磁場，可能也是能量和訊息的載體[15]。這種波頻率比較高，似是電磁體的傳統馬克思威爾—赫茲波（Maxwellian-Hertzian waves）的基底（請參閱〈何謂能量？〉」章節對馬克思威爾的討論）。根據某些數學家及科學家所言，這個假設中的縱向「駐波」是馬克思威爾物理學中橫向電磁波的「先組」或前驅物，因為這種一對一對的潛在駐波彼此的互動會產生具體世界中的馬克思威爾推進波[16]。簡而言之，這裡說的無非就是我們前面說過的觀念，亦即，先有乙太那種精細高頻，才有電漿，乙太高頻促生了電漿。

譬如電磁力，精微能量以正負兩極的形式存在，是一種電磁能的「高次諧波」，有電磁力就有它，但是基本上又和電磁力有所不同，也就是，它依循的似乎是不同的法則。譬如，德國化學家、地質學家、博物學家卡爾．路德維希．馮．萊興巴赫（Carl Ludwig von Reichenbach）研究精微能量或撓動能量——他稱之為奧丁之力（odic force）或奧德（od），觀察到下列情形：

> 正奧德和正奧德相加，結果是更強、更集中的奧德。反之，負奧德和正奧德相加，兩者就互相抵銷。精微能量有這種「增添」(additive）性，所以導致科學家起用「荷」(charge）這種說法。精微能量的荷不是電荷。電荷能夠施放強大的力，精微能量的力通常比較微弱。

電荷是恆定的，亦即它的量始終不變；也許會流向他處，但就是不會消失。相反的，精微能量或奧德卻會著時間消失而消失。17

要觀察精微能量，另外一個方法是用中國的陰、陽概念。陰代表女性或「負」，陽代表男性或者「正」。前一章我們討論過俄國科學家殷玉欣的研究工作。他觀察人身四周的生物電漿場——由游離電子、離子及質子組成——發覺這個生物電漿場總是表現出正、負粒子互相平衡的狀態。這種平衡狀態改變了，人就會生病。中醫會說這是「陰陽失調」，並設法恢復陰陽兩者的平衡。以下是幾種類似於「陰陽」兩極的組合：

水　火
電　磁
男　女
來　去
乾　濕
黑　白

紅藍
盛衰
正負
右手邊左手邊
順時鐘逆時鐘
減熵增熵（decreasing entropy and increasing entropy），或負熵正熵（negative entropy and positive entropy）

所以精微能量活動會使用撓力（torsion force）或自旋（spin）。撓力或自旋不是往左手方向前進就是往右手方向前進。精微能量是正極或負極，依其自旋方向而定。另外，這種自旋也決定了「熵」和「負熵」概念，負熵又稱「熵疲」（syntropy）。我比較喜歡「syntropy」這個說法。這是匈牙利生理學家阿爾伯特·聖捷爾吉造的字，用以取代「negative entropy」這個說法。

熵與熵疲

「熵」指的是封閉系統內隨著時間的消失而失去秩序的固定趨勢。熱力學第二定律說封閉系統內的熵是無法避免的。一般人對於這一點的認識，通常是認為這個熱力學第二定律預測了宇宙的消失。然而，愛因斯坦卻曾經說「場是唯一的真實」。這句話根本的意思就是宇宙間沒有封閉系統；因為一切事物說到底就是波，所以沒有邊界。俄國天文物理學家尼古拉・科齊列夫（Nikolai Kozyrev）說：

> 然而宇宙間並沒有熱力學第二定律所說的那種退化的跡象。恆星總是死而復生。宇宙變化無窮，你看不到有什麼跡象顯示熱力或放射線行將死亡。這種系統，既然處於退化狀態，照說應該充滿宇宙中才對，但卻幾乎完全不存在。[18]

科齊列夫的結論是，熵在一個地方多了起來，就會在另外一個地方減少。創造秩序的力量不會消失，只會移動；或者準確一點，只會以撓動迴旋放射到另外一地，在那裡再開始創造秩序。所以總熵量或秩序水平都不會變，只是移來移去，請參閱圖6-1。

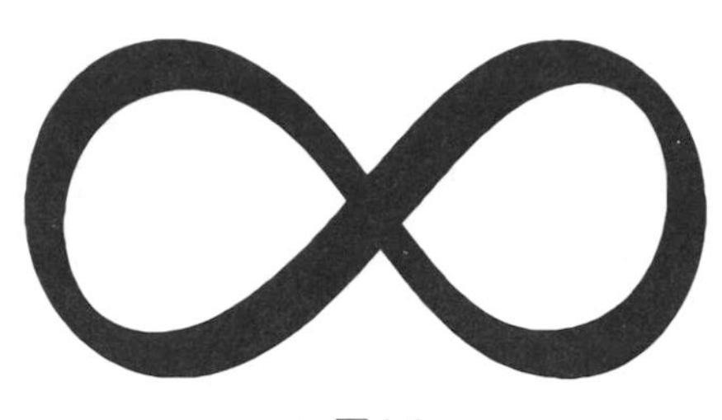

▲圖6-1

依自旋方向而定，擾動可以是熵疲也可以是熵加的，或說，可以是陰也可以是陽。巴克敏斯特．傅勒（Buckminster Fuller）就說，「實體物本來就是熵加的，永遠以混亂度增加的方式釋放能量。形而上之物都是反熵的，都是整齊有序的能量。生命就是反熵的。」[19]

講到這裡，西方思想就現出了一幅怪異的景象，那就是否定反熵，否定熵疲，否定「力」。傅勒說到「形而上之物」時，指的就是精微能量的迴旋擾動力，也就是生命力。這種力創造生命，也創造銀河系、行星、人類、蝸牛、花朵。這一種力這麼奇妙，現代科學界卻堅持要說是「負熵」。這一股生命力存在，移動，同時就維繫秩序、結構、機能；消失，熵就來了。

擾場，或說乙太，是可見的宇宙所生的基本狀態。擾場是全像性的，意思是說，你在擾場的任何一部分都可以立即看到整個擾場全部的訊息。所以擾場也擔當了「記錄」的作用：記錄曾經有過的每一件事，每一個意念，每一次的感覺，每一次行動。這個「記錄器」概念，有人稱之為「阿卡夏紀錄」（Akashic records）。

天文物理學家、永續學（sustainability）先鋒，脈絡研究所（Context Institute）《脈絡：人道永續文化季刊》學報（*In Context: A Quarterly of Humane Sustainable Culture*）*創辦人兼編輯羅伯・吉爾曼（Robert Gilman）把人的記憶連接到生物學的「型態發展場」（morphogenetic fields）概念中。型態發展場是「創造型態」的場域。他描述，我們的腦產生的記憶「並不是鎖在你的腦裡」，而是透過型態發生共振（morphogenetic resonance），「空間隨處，未來隨時存在」[20]。吉爾曼說，這種型態發生場不只會影響我們的生物型態，也會影響我們的行為，因為共同的記憶就是會影響行為。吉爾曼和薛爾德瑞克一樣，都提到，個人記憶並非存在於腦的分裝包內，而是零點場（撓場、乙太）所保有的振動型態，可以經由心智進入其中。

所以，以上講的這些到底和生物場調諧有什麼關係？

我研究生物場，會遇到兩種基本現象，我說是能量和訊息。訊息是個人一生發生過的每一件事的紀錄（記憶），收藏在我認為是駐波的撓場或乙太場中。能量則是和這些記憶有關連的電荷。

我用振動音叉梳理人身四周時，會觸及撓場中對我而言是電荷或電阻抗的東西。這種電荷小包會跟隨音叉，其方式如同鐵砂跟隨磁鐵一樣，但是一回到脈輪窩流處，隨即被身體吸收及「消化」。這表示這些電荷喜歡待在身體裡面，不喜歡凍結或卡在撓場中。

在我看來，這些電荷和個人一生的創傷有關。不論是心理、生理還是情感的，各時期的創傷都會在時間、空間當中遠去，完全未經個人處理（薩滿巫師說這個叫做「失魂」，soul loss）。這些記憶後來就會成為帶電非相干振盪（charged noncoherent oscillation）而存在生物場中，在人的身體和心理中施放無益處的頻率，久而久之，就會在身體的秩序、結構或機能製造出破口（這就是熵）。運用音叉找出這種不協和頻率場，解除其電荷，將它抵銷，再將與之有關聯的能量轉回去給身體——這樣就可以反制系統中的熵，操作身體的精微能量場或撓場，進行減熵程序。將秩序、結構和機能還給身體——這就是療癒。

不過，我移動的到底是什麼東西呢？我總是對個案說那是「氣」。不過，我總忍不住感覺應該有更符合科學使用的詞彙能夠敘述。在我的認知當中，這個東西的行為是電磁行為。那麼，那是游離電子、游離子，還是很難捕獲的磁單極子（magnetic monopoles）呢？或者只是微弱高頻生物光子？我第一次得知「生物光子」概念之後，就一直在想這是不是就是我追尋已久的東西。有幾個原因讓我覺得這有道理。科學家已經確認生物體遭遇壓力時會大量放出生物光子，可視之為「生命力流失」。這樣的話，這個流失的能量消散之後是不是就回到集體乙太當中？會不會成為一種「靈魂片斷」而留在環境當中？我用音叉梳理人體生物場時「勾到」的是不是就是這個東西？

*雖然已不再發行，但是很多文章在網路上還是找得到。

生物光子似乎和玻色愛因斯坦凝態（Bose-Einstein condensation）這個量子力學原理有關聯：當有眾多等頻光子及相位存在時，它們會隨時把其他光子牽引到相同狀態中。結果是，高能狀態常常會捕捉散亂生物光子，讓它們變成相同步調（這和雷射很像）。這是打開負熵（熵疲）的鑰匙。高能狀態不是任光子散亂成種種狀態，而是將之牽引進幾種高能狀態。它就是以這樣的方式維持秩序，減少任意性（randomness）和熵。這就是玻色愛因斯坦凝態生物系統中負熵的奧祕。[21]

這個玻色愛因斯坦凝態原理或許可以解釋很多事情。譬如，為什麼同樣的模式在生活中老是一再出現（例如遭到遺棄之後的悲傷）？因為生物場中的生物光子老是把相同的經驗吸引到我們身上（就像吸引力法則）。這也解釋了音叉勾到這些生物光子，把它們送回脈輪中心這種情形。這些生物光子回到脈輪之後，獲得了較大的類雷射（laser-like）相干性。經過生物場調諧之後，脈輪之上的電磁放射物獲得了較大的相干性——這一點可以從脈輪上方的音叉的聲音在梳理後變得響亮清晰看出來。*

回到「失魂」或「靈魂片斷」這個概念，明顯解決了非相干振盪問題，並且將與之相關的電荷重新和身體整合起來——這個過程和薩滿的「找回靈魂」有點類似。

薩滿巫師說，人經歷創傷之後，他的自我有一部分會分離出去，遭到遺棄。薩滿巫師進入入神狀態（trance states）尋找這種失落的片段，使之復原。我開始對生物場運用「點、拖、放」方法之時，我會稱這種方法為「聲音靈魂尋復法」（sonic soul retrieval）。把這種騷亂點從生物場中找出來，予以去分化（de-differentiating），並抵銷、整合，其結果可以是立即且深入的，及於每一層次的機能。

生物場調諧模型

《情感分子》（*Molecules of Emotion*）作者康德絲·柏克（Candace Pert）是神經學家，受到國際認可的藥理學家。她曾經說，「你的潛意識即是你的身體，肽（peptides）則是情緒的生化關聯

＊我曾經向克勞德·史礦生提出這種電荷有可能是生物光子的電荷，但是他不同意。還記得，在他的模型中，生物光子只存在於體內或體外極近處，生物場有的只是撓動波。他認為生物光子不存在於撓動波當中。我希望未來以生物光子倍增器所做的實驗能夠證明我的假設。

物，提供身體最基本的溝通網絡，這表示情緒記憶是儲存在整個身體裡面，你可以在這個網絡的任何地方觸及你情緒的記憶。」[22]

我要補充的是，情緒其實是電化學（electrochemical）事件，一部分嵌入身體，另外還以一個高次諧波表現在生物場中。譬如，依據中醫以及我自己的觀察，憤怒情緒會蓄積在肝臟裡面。在肝臟周遭一帶操縱生物場模式的話，就能排除憤怒電磁物質的能量，身體隨即排出一些化學物質。我曾經目睹幾個個案發生這種好轉反應，包括起紅疹、發燒、排黏液及罹患類似感冒的症狀，這些都是從肝臟排除能量的結果。

生物場的操縱不只可以透過不協和頻率的「共乘」物理學來做，也可以經由執醫者的意願來做。普林斯頓大學工程異常研究所（Princeton Engineering Anomalies）一九七九年至二〇〇七年曾經對意識相關實體現象做過深入的研究。威廉．提勒和幾位科學家在這裡共同研究的結果指向一個事實，那就是，人可以經由操縱電磁或精微能量環境以意願（intentions）影響實在界。這裡面的原因或許是在於意念和情緒都與製造精微能量的電磁事件有關，執醫者的精微能量和個案的精微能量也會產生互動。

我後來發現，我把注意力和意願放在哪裡，就會在哪裡產生良好的療效。一如我在後面的第七章指出的，第三脈輪（或說太陽神經叢）一帶存在著多層次的訊息。這一帶有肝、膽、胃、脾、胰、腎等臟器和腎上腺，還有和父親、母親、憤怒情緒有關的能量訊息。假設我要梳理腎上腺節奏，那麼，在這個方程式中，那個中介因素就是我的意願。我必須把我的意願放在這個層面。能夠精準運用我的心智，這種能力使我能夠產生那樣的療效。

如此我們就不得不來觀察一個很有挑戰性的部分，那就是精微能量和意識有什麼關係？

意識與精微能量

我們先來看看這一個領域幾位先鋒所說的話：

> 科學和哲學都無法解釋心、意識或靈性為何能夠影響物質和（精微或電磁）能量。然而，證據早已出現，有待解釋。
>
> ——大衛．懷因斯坦（David Feinstein）

據我所理解，氣（或是日本人說的気）並非只是能量。氣事實上是有智力的能量，與意識相連接。換句話說，在東方哲學當中，他們從未有過那種笛卡爾式的分裂（Cartesian split）。

所以他們思考身周能量場時，不會認為那只是實體電磁或生物光子場，而是充滿了心智。這一點比西方科學深奧，而且西方科學也沒有這部分的闡述。

——比佛莉·魯比克

既然人人都有意識，所以（依照大自然的「碎形」特性），意識——大於每個人之意識的意識——無所不在。

——莫琳·洛克哈特（Maureen Lockhart）

若想完全了解，推動能量醫學（治療），科學就必須接受一個目前視為禁忌的可能性，那就是，智力（意識）在宇宙間無所不在。

——蓋瑞·許瓦茲

有一個普遍意識藉著撓波在全像乙太場或零點場（或量子潛能）中前進——這樣的概念或許可以解釋遠端治療之所以有效的機制所在。我可以把知覺放在我的左腳，接著又放在右手，但是我沒有感覺到我的知覺力有從左腳經過我的身體跑到右手。同理，我也可以把我的知覺力放在一個千里以外的個案身上，運用精微能量場影響遠處的患者。

多項實驗研究都已經證明氣功師父可以用源自中國的一種能量治療法，在眼前及遠處的培養皿中精準創造療效。不論你的知覺力是放在手指頭上還是遠處的培養皿，兩者基本上是一樣的做法。*

最後，科學要看的是一些密修士已經說了幾千年的事情，也就是，宇宙是個具有各種頻率的統一場，其中的頻率決定了當中有的是何種訊息。人身周圍的精微能量場是潛能、能量、訊息場，換句話說就是心智場與意識場。

人身周圍究竟有沒有這個場存在，在現代醫學中至今仍是個爭議的題目。美國醫學會（American Medical Association, AMA）及其他相關組織——包括一些主流醫學學報——目前的立場是「生物場不存在」。他們所持的理據主要是說生物場尚未經過充分證明，或者，如同美國粒子物理學家、作者維克多．史騰格說的：「生物場直接牴觸物理學、化學及生物學。」[23]

---

*試圖理解遠端治療的機制之時，電磁力扮演的角色是遭到排除的。原因有幾個。科學家曾經在屏蔽電磁的房間達成療效，遠距卻立即的操作，不需要電磁能前進的時間。因為這一點，所以科學家判斷這一能量是藉由撓場／乙太介質前進的。不過我曾經讀過的資料顯示，在配備有生物光子倍增器（一種高度敏感的儀器，能夠計算生命形式釋放出來的生物光子數量），但屏蔽了電磁的房間接受遠端治療時，出現了「生物光子爆發」。對我而言，就是意識能夠在一處進入乙太中，然後立即在另一處「冒出來」，不需要做線性移動動作。這很像是我可以意識到我的右腳趾，將能量灌注其中，然後又轉而意識到我的左腳趾，並且把能量灌注於其中那樣，那一股能量根本不需要「移動」。

至於一般人的看法，很多人引用的艾蜜莉·羅薩（Emily Rosa）實驗是個很好的例子。一九九八年，時年九歲的艾蜜莉設計了一項實驗去參加科學展。這一項實驗，目標是要測試觸摸治療法所說的生物能敏感性。觸摸治療法用手感覺生物場中紛亂的能量，然後予以矯正。艾蜜莉的科學展實驗顯示，二十一位觸摸治療師只有在總時間的44％有感覺她在屏幕後面把兩手向他們那邊伸出去。防守庸醫（Quakewatch, www.quackwatch.com）組織的史蒂芬·巴瑞特（Stephen Barrett）博士和艾蜜莉的父母親合作，共同撰寫了一篇文章投給美國醫學會學報（Journal of the American medical Association）。學報接受，刊登了這篇文章，通俗媒體隨即跟著報導。

這一項實驗研究的主事者是一名九歲大的孩子，和她合作的是一些對替代醫學很嚴苛的人。但此時她的實驗研究已經變成「生物場毫無根據，沒有理論基礎」無可辯駁的證據。[24] 然而，羅薩和她的共同作者卻沒有援引此前兩次實驗的結果的論文。這兩次實驗的設計、受試者安排與實驗法都比較精密，結果顯示，一群大學生把眼睛幪起來之後，有66％的人可以判斷出自己哪一隻手比較靠近實驗者的手。蓋瑞·許瓦茲和同事於一九九五和九八年所做的兩次實驗，證明了這一點以及生物場知覺力的各種機制。他們證明大約15％的受試者對於生物能的感知，準確率達到70％到80％。除了他們之外，很多嚴謹的實驗研究都證明靈氣等能量治療法對老鼠、病菌等無偏見受試者的療效。[25]

然而，許瓦茲等人儘管證明了能量身及能量療法的有效性，卻還是經常被主流醫學界排斥。他們寧願把一個九歲女孩子做的科學展實驗捧上天，稱讚她證明「能量身」這種東西純屬虛構。所以問題顯然在於偏見，以及當代的典範。當代的生物學、醫學典範仍然深陷於機械論世界觀，一味規避生命能量、能量醫學及生物場等等概念，完全不理會越來越多和他們看法相反的證據。這不是科學，而是教條主義。

銜接現在與未來的典範

那麼，我們要怎麼做才能夠繼續向前進呢？已知和那些據說還是未知的，兩者之間一定要有一座橋樑。聲音，不管你認為它是物質、能量還是精微能量，都可能成為這座橋樑。物質、能量、精微能量——這些「東西」基本上都是能量訊息頻率場，以各種頻率振動。聲音不是傳統，也不是替代性之物，它兩者兼具。如同人是粒子又是波，是一團生物分子，是一個複雜多變的電磁頻率場。

科學家現在已經了解共振原理及夾帶（共乘）原理在音樂療法中的作用，所以，讓這些原理應用在音叉治療上其實只剩一小步。只要再用更進步的研究方法，我們將會證明人身周圍確實有能量訊息場。精微能量一經完整描述、量測與界定後，我們就不會再說它沒有科學根據，並擯斥生物場治療法。

這裡面意義非常重大。生物場療法是目前所有替代療法當中爭議最大，最不為人理解的一種（有人形容說是「戰場」）。音叉通過生物場時回饋回來的那些反饋迴路，證明這一種媒介周邊的地形是變化不定的。這個場確實存在，其中還分不同區域保存歷史訊息，而且用聲音去干涉還能夠調整這個生物場——只要證明這一切，也許就能夠為生物場療法的運作原理提供合理的解釋。

只要科學界承認精微能量——靈性，整個賽局就會扭轉。只要有科學驗證及描述，我們就不會再叫它「替代」醫學。所有探討精微能量的議題，我們就不會再說那是「形上學」或「偽科學」。兩邊陣營只要統一，我們就會建立真正完整、整體的世界觀。

一旦通過這座橋樑，進入又是波又是粒子的世界——不再只是粒子的世界——我們就進入了生物調諧法成立的世界。我們會從零散宇宙觀進入互聯宇宙觀。我們將在這種宇宙股當中領會：治療任何一個人的振動失衡，就是治療全體人類的失衡，並且也——稍稍——治療了整個法界。

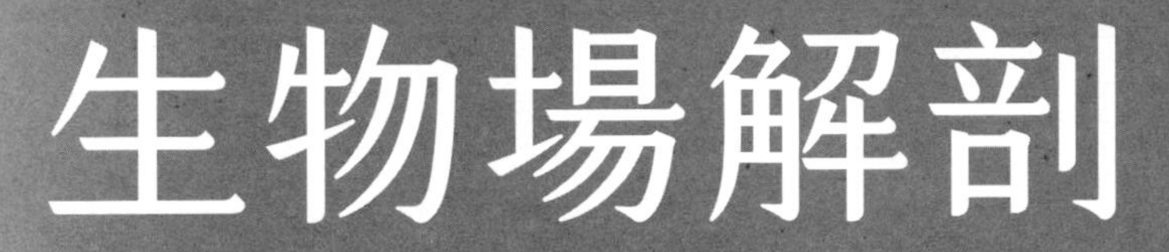

脈輪及生物場的聲音療法用途

生物場中現成的訊息醫學足以整治紛亂訊息；這將是未來的醫學。

——琳恩·麥塔格（Lynne McTaggart），《活源體》（*The Living Matrix*）

本章將對生物場做深入的解析。閱讀本章時，請隨時參考本書附錄C所附的生物場解剖圖。我要強調的是，這個模型僅止於假設，尚未經過科學驗證。我總是要求學生，若是用到生物場地圖，應該要向個案說明某個部位只是「也許」（may）和其他部位有關係，不是「肯定」（positively）有關係；因為關於生物場，我諸多的發現完全來自於我的經驗，並沒有經過科學證明。

我們將從腳開始，一路往上漸次敘述到頭部，我們會研習我在身體前後兩側發現的訊息。在這個模型中，凡是在生物場外緣——大部分人的情形約身體外1．5公尺處——發現的訊息，都是和妊娠期、出生或童年有關的訊息。身體近處發現的訊息，就和近期的生活有關。遠近兩處中間發現的訊息，和人生遠近兩期間的生活有關。這和年輪或光年（light-years）很像。我們生活的訊息一產生，就立刻開始和我們遠離（很像頭髮生長的情形）。大人和小孩的生物場大小差不多，但是「年輪」則是越老越小。四十歲的人會在其生物場的中間段（這是指相對於身體外緣而言，不是和身體中線相對而言；生物場移動的方向很像年輪，由身體外緣向外移動）藏有訊息，與二十歲左右的生活有關。

我發現生物場不僅有東西軸，也有南北軸。南北軸位於身體從頭到腳的中線，和我們所知的橫向電磁波有關，包含構成生物電漿身的立體環狀泡。生物電漿身就是「靈魂」，受限於時間，也就是說和三次元時空連體有關。時空連體就是人的生命所在之處。東西軸則是沿著兩臂伸展拉開，與地面平行。東西軸存在於立體環中，但也超出立體環，位於四面八方的「無限」當中，和縱向電磁波有關。縱向電磁波又稱特斯拉波、標。量波、撓波、乙太，甚至是希格斯場。我認為這個場和「靈性」有關，同時像是包含有阿卡夏紀錄等靈魂旅途紀錄：這個靈魂旅途也許貫穿了好幾世，因此是在時間之外。

我認為生物電漿泡和電漿／生物電漿／生物光子／靈魂／橫向電磁波有關，其基態則是和乙太／靈性／標量波／縱向波有關。我們這一世的肉身似乎是存在於東西軸和南北軸的交會口，這個交會口也可以說是能量和訊息的匯集點。

每一層脈輪就像檔案櫃，儲存了特定的情緒或心境。我們依據自己的想法、感受與體驗為各部生物電漿體填充能量。假使我們長期處於一種心境——譬如過度放縱而有罪惡感（和右臀部有關）——我們就會在場中造成一種失衡，進而導致該部位秩序、結構與機能的破口。在生物場調諧法中，我們可以偵測到這種部位失衡，因為音叉的音調變換反映出有一種阻抗存在。這樣的話，我們就會調整音叉的音質，使之轉為平衡的表現，將能量送回身體中線部位，進而矯正這一次的失衡。我將在下一章詳細敘述於生物場調諧過程中使用音叉的技法，以及選擇音叉的準則。這樣讀者對每一個大的脈輪以及對應膝蓋與足部的小脈輪，就有一份可以快速參閱的摘要，另外附錄C也附了兩份表格。

進行生物場調諧法的時候，我以前用的是兩組音叉組，分別是一組八件的「太陽諧譜」組和標準九件「唱名」組（這兩組都沒有加重）。前者的音叉組是C大調，包含中央C的八度，頻率由256赫茲開始，止於512赫茲。後者有六支是原音音叉，都有鐫刻名稱及赫茲數，另外三支只刻赫茲數。

多年探索下來，目前我已經把必用的音叉整理到剩下三支，那是唱名組當中的174赫茲、417赫茲及528赫茲。不過，在實務上，基本的生物場梳理常常任何頻率的音叉都會用到，我只是發覺目前用的這三支已經足以產生效果，剩下的已不需要。

足部

腳和膝蓋都有小脈輪存在。所以在我的方法中，我都把它們當作能量中心來處理。腳保存的訊息相當多且複雜。相較我對身體其他部位的訊息都能夠歸納為簡單的幾件事情，足部就沒辦法。我每次在足部遭遇阻抗時，常常腦中一片空白。不過，對於這裡會保存什麼樣的訊息，我已經想到幾個可能性。

在反射學（reflexology）中，足部包含了身體的全部。所以你究竟會接收到足部什麼訊息，包含了極多可能性。我曾經要求學生不論在足部發現什麼東西，都要注意。有一名學生，在診療室梳理個案足部的時候，突然發現有阻抗情形，感覺有阻抗的地方和個案身體的距離常常會告訴她接下來要處理個案身體哪個部位。這表示假設她發覺阻抗的地方是在個案二十歲的地方（每個個案都不一樣，視年齡而定），她觀察到自己向個案靠近時，那個「年輪」會出現在個案身體的其他部位。她跟我提過這個情形之後，後來我也有發覺。

我的學生對於足部還觀察到了下列情形：足部可能和前生有連結。*和個案賴以「立足」之處的能量品質有關；足部還會呈現人養活自己，繼續發展的能力（特別是腳踝）。關於最後面這一項，我發覺右腳往往包含了一個人對自己下一步發展之感受的能量。譬如，如果他對自己的下一步該如何走感覺很緊張，右腳的外側的能量常常會顯得曖昧不明或欠缺。

*我很少在生物場調諧法中處理到前生，原因很簡單，因為我喜歡處理具體、可驗證及可交叉核對的東西；只要是與前生有關的一切就純屬猜測。

所以，我邀請你以開放的心態看待在足部發覺或偵測到的事物。但實際上對整個身體都應該有這種心態，因為，儘管整個身體各部位（頭頂輪除外）總是清清楚楚呈現，但是對於足部的觀察所得我卻自認還不明朗。

膝蓋

左膝告訴我的是一些已不適合再說的往事。人如果不肯改變，一些事情——譬如關係、職業甚至是故事——無法「放下」，都會保留一些不當、有礙健康的東西。如果你在左膝蓋發覺很大的阻抗，這表示這個人可能在想「我是否要繼續做這個工作／是否該維持這種關係／是否保持現在的生活，還是離開？」，像這樣無法放下、前進，和這一類「無能」有關的任何重大的故事都會在左膝呈現。

右膝蓋表示人遭遇的挑戰或內、外的障礙。這種障礙包括來自他人、自毀傾向（self-sabotage）、限制自己的想法，或者只是一種習慣。我有時候會在生物場邊緣發現能量堵塞，這可能表示他出生的時候過程很緩慢或者複雜。常常有人會從自己出生時發生的事，對自己前進的能力產生一些想法。有時候，右膝蓋提到的是人一生的故事，真的很令人訝異。

人如果常常會去想未來的事情，思考自己接下來要做什麼，你會在他右膝的外側發現大量的能量。例如，成癮者常常花很多時間在想下一次要吸食的毒品（或是菸、酒），他們的右膝外側就會出現極大的阻抗。有的人如果覺得自己人生停頓或前途不定，左右膝蓋的兩側都會囤積大量能量。

如果你發覺個案兩膝前面有大量能量往外延伸，這通常代表我所謂的「草地應該要再綠一些」（greener pasture）的想法。我發覺這樣的個案常常在期待未來，希望自己未來有錢、更加自由、換一部好車、身材變更好或還清貸款等等。換句話說，他沒有安於當下；他一直在想像美好的未來，因而推遲了眼前的快樂。

總的來說，膝蓋表現了人目前內外的自由度。膝蓋的能量要是能自然流動，人做起事來就會「行動自然而適宜」。這有點像跳舞，你在人生路上一路前進，隨時適地回應音樂和舞伴的動作，沒有老套或膝反射動作，不會太思慮未來也不會設想太多。這樣的人能夠捨掉無助於完成人生目標的雜念，在當下的生活中自由前進。

海底輪：第一脈輪

顏色：紅

掌管：尾骨、與地面的關係、腿、足、髖關節、恥骨

關係到：家庭生活、安全、部落、正當職業、安定、落實

左側失衡：不做事、想做但不行動、輪胎從未上路、想法和行動沒有連結、停頓

右側失衡：放縱、思慮過度、肢體過動、操勞、想法太多、想太多、常有罪惡感、內疚

整體能量低落：睡不好、無法好好休息、常常染病

健康而平衡：想法、情緒、行動一致、活在當下、安心在家、職業正當、精神奕奕

海底輪左側說的是想做、想成為、想擁有，但是沒有去做、沒有成為，目前沒有達到的事物。這可以是想做生意但沒有去做，也可以說是想法很多卻沒有實際行動。這些都很快會從身體左側表現出來。譬如，有一位女士，她十二歲時曾經很想要擁有一匹馬但從未如願。所以那一股欲望的能量就一直只是她內心的體驗，從未形諸於外。又例如，有一位男士，小時候就想當職業雪滑板選手，本身滑雪技術也很好，但是他們家距離山區太遠，他無法經常去滑雪，再加上父母平日都很忙，無法幫助他完成夢想。所以他的海底輪左側一直卡著一些「輪

胎從未上路」，一直空轉的能量，亦即無法向目標，夢想、欲望挺進的「無能」能量。

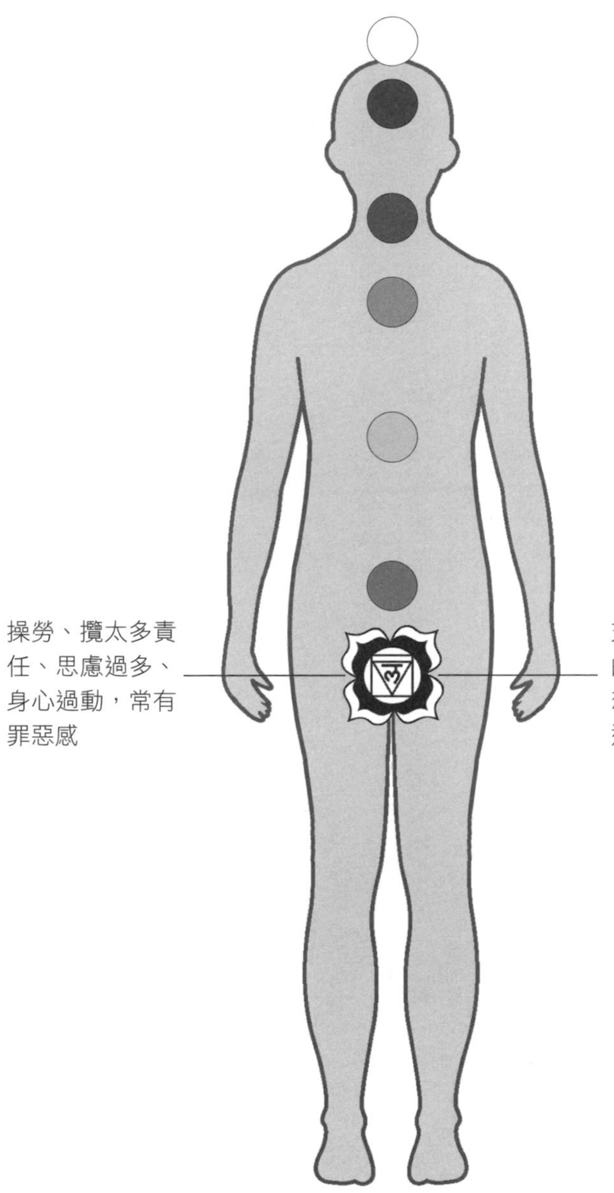

▲ 圖 7-1：海底輪——第一脈輪：家庭生活、安全感、實踐

我常常在進食障礙（eating disorder）和體象障礙（body-image disorder）患者身上看到他們這個部位非常活躍。他們有一種強烈的傾向，一直想要做這做那，但是因為內心交戰和無力感，又沒有能力去做。我最近曾經在同一天處理兩位女士的問題，都有左側坐骨神經痛，結果也都由於進食障礙而造成這個部位能量失衡。

我自己有時候也會左側坐骨神經痛，幾乎都是彎腰洗衣服之後發作的。洗衣服是我最不想做的家事。我什麼事都願意做，就是很討厭洗衣服。

海底輪右側說的是「忙碌」，但不盡然是為自己真正想做的事忙碌。這種「忙人」，臀部右側會有很大的阻抗。另外還有一個關鍵點，位於他的右體側之外35到45公分之處會有一個我所謂的「忙心」（busy mind）。除了坐禪修行者，每一個人都有這個「忙心」（請參閱圖7-2）。但是，就是修行者也有我所謂的「修行者悖謬」（mediators' paradox）情事。那就是，他打坐的時候也許很容易就進入禪境，但是平常的時候他也許和大家一樣忙碌。在生物場中，忙心有一部分很寬敞，另一部分卻充滿阻抗。

忙心在能量上會表現為嚴重的能量失衡。約翰．包斯溫克（Johan Boswinkel）是先鋒保健實踐者、生物光子研究員。他曾經說：「想（thinking）是一種心理疾病。」大部分的想都是沒有建設性、沒有好處的巡迴圈，大多是在煩惱未來，在想待辦事項，在在意別人對自己的看法，心裡私自在評斷事情，帶著罪惡感或自責的態度。現代西方人大部分慣常打擊自己，對身邊的人也許很有愛心，但是這個愛的方程式卻不包括他們自己。大部分人心靜不下來，像野馬一般，四處奔忙。所以人一直無法活在當下，淨是虛擲能量。現在的人沒有辦法把自己的思慮關閉；我認為，這是現代人最大的問題。

忙心區裡面還有一個忙體（busy-body）區。忙體區位於體側往外30公分左右之

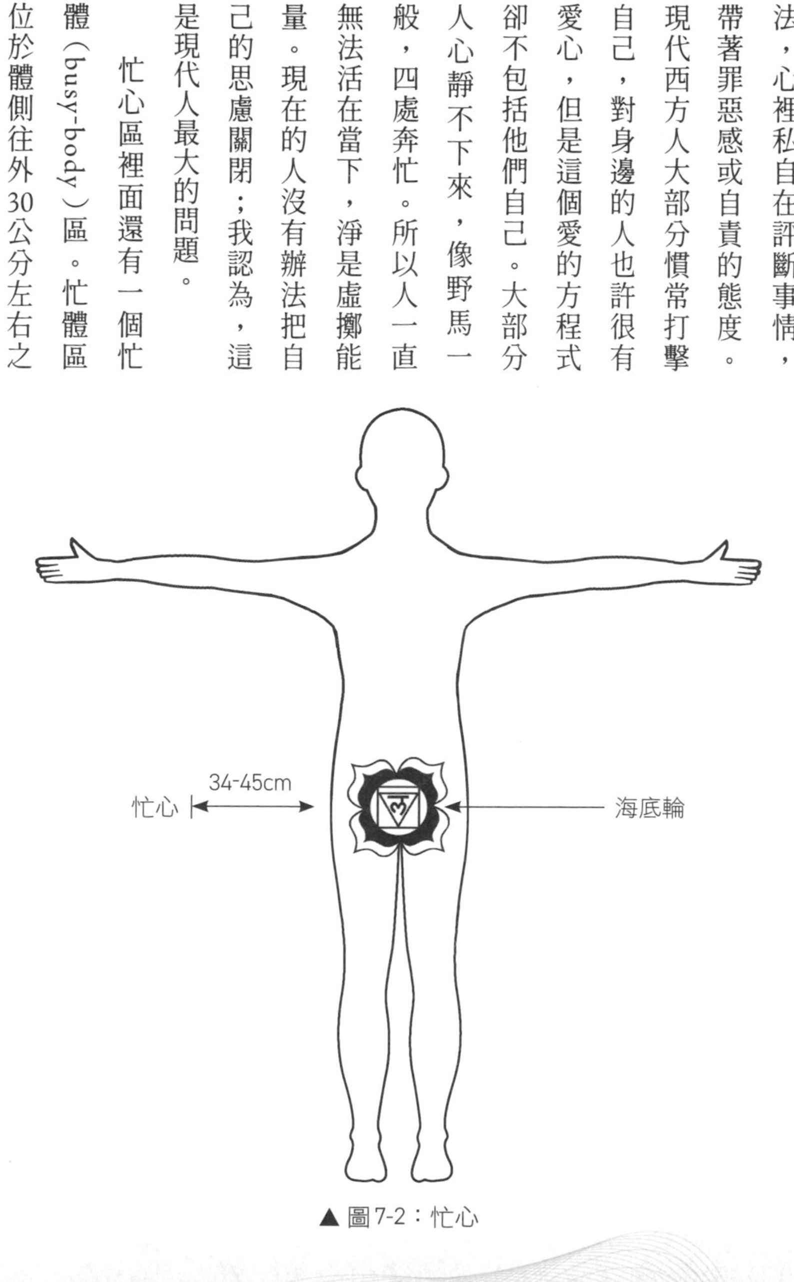

▲圖7-2：忙心

處。這個部位，只要那個人動個不停，就會一直補充能量。這個部位能量多的人常常會逃避自己的情緒，尤其是逃避悲傷情緒。但是他們只要一直動，就會一直置身自己的情緒之外。他們只要一停下來，那個情緒就會立即落到他們身上。所以他們要一直動，動個不停。我最近偶然遇見一個朋友，我們已經有一陣子沒有見面，但是他現在卻已經開始走路要拿拐杖了。我問他怎麼搞的，他說他置換了右髖關節。我說，「啊，髖關節長期過勞！」他說，「沒錯，我一輩子都過勞。」就是這樣，他現在才六十歲，但是已經換過髖關節。長期忙碌的人右髖關節很容易出問題，包括坐骨神經痛、關節炎。

海底輪的後方對我說的是「住家」的事情。音叉如果在這裡變小聲或無聲，通常和住家問題產生的壓力有關，譬如翻新、髒亂堆積、沒有錢換新屋頂（或地板、石膏板待修）、和同住者不合及必須搬家等等問題。

海底輪後方也會表現尾骨受傷問題。就算已經是久年舊傷，音叉到了這裡還是會變成無聲。我最近處理過一位女士的尾骨問題。她之前玩滑雪板的時候造成尾骨受傷。最近她剛搬新家，有兩個孩子，因為先生上班很忙，家裡事情大部分都是她在處理。她累壞了，所以決定出去放鬆一下，這時就發生了意外，她的尾骨向右邊歪過去。她的海底輪能量原先就偏移在該處（「過勞」那一側），尾骨和薦骨擠在一起，造成左薦骨區（和挫折感有關）腫痛。家事過勞確實使她充滿挫折感，她受傷的部位明白揭露了這一點。

臍輪：第二脈輪

顏色：橘
掌管：生殖器、膀胱、大腸、小腸
關係到：性慾、創造力、金流、自我評價、親密關係
左側失衡：挫折感、失望
右側失衡：罪惡感、恥辱
整體能量低落：創造力停頓、不健全的親密關係、自我評價低落
健康而平衡：健康的親密關係、創造力自然流動

臍輪的左側對我說的是「挫折感」。但這裡有時候也會出現「羞恥」能量。臍輪常常和海底輪相呼應，所以，想做什麼事卻沒有做，最終就是產生挫折感。我們對某某人、事、生活狀況有期待，但是實際情況卻不符合我們的期待，這種差異使我們產生挫折感。抗拒真實狀況也會感到挫折，我們因之以挫折感情緒為形式，把能量灌注在我們原本不想要的東西上

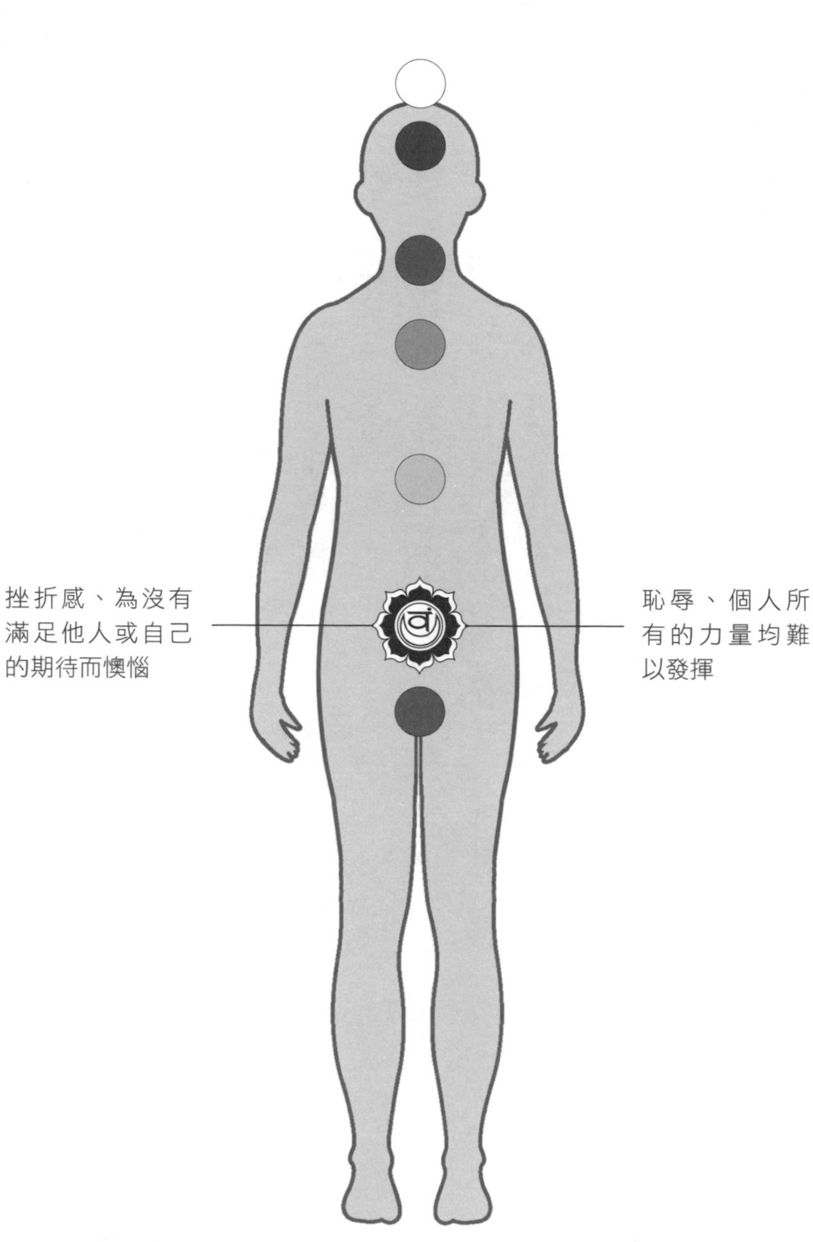

▲圖7-3：臍輪，第二脈輪：性慾、創造力、自我評價

面，而不是灌注到我們想要的。有時候，我們對事情狀況產生挫折感之後，只是任其泛濫，而沒有把那種情緒找出來，借它的力量把我們推進到比較平衡而可滿足的情況。

我最近處理過一個典型「好人」（nice guy）的個案。每次產生挫折感，他都是把那個情緒壓下來，然後繼續當好人。他這個能量大泡泡一直在閃避臍輪的左側。所有的生命力、生命能量都沒有用在他的個人生命經驗當中。第二脈輪說的是創造力、性慾、自我評價。那裡是個人力量的儲藏庫。但是只要任其被挫折感或是罪惡感、羞恥感卡住，人就完全無法發揮其力量。這時候，如果讓能量恢復平衡，這個能量將會很強大。這時他就會突然明白，為什麼當他覺得自己不配成為領導而推給別人時，大家還是堅持要他擔當。他一改變模式，就開始覺得「領導」角色也沒有什麼不好，挫折感也頓時大減。

任何壓抑的情感都會吸乾我們身上的「汁液」，使身體的能量枯竭。情緒本身就有能量，壓抑它也需要能量。我經常碰到我所謂的「牆壁」，這種構作物是一種高能頻率障礙，會阻礙意識心的知覺力「到達那裡」。我們如果用聲音拆除這種構作，釋放其能量，將這個能量送回整體系統中，我們將會一下突然擁有有大量的能量，在我們還沒有重新得到這些能量時，根本不能好好做事。

因為能量場是身體的「爆發型」，生活狀況／住家是能量場的「爆發型」，所以人處在的實體環境如果是混亂或髒亂堆積的樣子，往往也能對應他的生物場秩序。裡面怎樣，外面就怎樣。只要將施放混亂吵鬧訊號的部分清除，恢復秩序，作為那些混亂吵鬧的外在環境之對應物，髒亂堆積的能量場就會跟著改善。我這裡就不乏這種案例：個案做完療程後，回到家就開始清理櫥櫃；換成以前，回家後根本無力整理。

我曾經在第二脈輪左側發現一件有趣的事情，那就是，個案如果小時候是吃奶瓶長大，而不是吃母乳，生物場的外緣會有阻抗存在。這些個案長大後，常常會胃痛，有的一直到成年後還有消化不良問題。有些人對乳製品過敏，但是卻很少會歸因於自己小時候是吃奶瓶長大的。我碰到過很多人因為這個問題而進行聲音療法，療程結束後爆發了排毒反應，但自此後消化不良問題卻改善了很多。

第二脈輪的右側講的是罪惡感或恥辱感。這兩種感覺很接近，但還是略有不同。我聽說過的最簡單的分別就是，「我做了壞事」這樣的話反映的是罪惡感，「我很壞」這種話反映的是恥辱感。精神科醫師與靈性導師大衛．霍金斯（David Hawkins）在他的《兩種力之比》（*Power vs. Force*）書中說，所有的情緒當中，恥辱感是最沉重、頻率最低的。恥辱感非常令人畏懼，因為這種感覺令人難堪。所以才會有那麼多人都會逃避這種情緒，不但自己會壓抑，還會惱羞成怒，轉而怪別人。

怪別人，自己就不用感覺恥辱，這是很常見的現象，尤以酗酒者更常見這種行為。酗酒者常常壓抑了很多情緒。事實上，他們幾乎每一個人身上都卡了很多「東西」，多到荒唐的地步。

我在這裡遭遇的一種情況，我稱之為「奴隸的枷鎖」（slavery yoke）。梭爾・盧克曼（Sol Luckman）在他的著作《強健 DNA》（*Potentiate Your DNA*）當中形容這種現象為「零碎的身體」（fragmentary body）。盧克曼是視覺藝術家，又是小說及非虛構作家。我們的生物場中有一種能量構造物一直在阻礙生命力能量，使之一直在最底下兩個脈輪一帶迴繞，無法上升到頂輪。我知道這聽起來太不尋常，不過，請忍耐一下，因為這可以解釋很多事情。

前面說過，海底輪和臍輪會互相呼應。你發現其中一種模式，幾乎都會和另一種模式產生連結。由於有一個像是能量障礙的東西——形狀如同一個與地面平行的盤子——卡在第二和第三脈輪之間，所以生命能量就一直滯留在最底下兩個脈輪當中，如此不是造成充滿罪惡感或恥辱感的誇張行為，就是造成充滿挫折感的不作為，或是一種來回於這兩種模式的輪迴。但不論是哪一種情形，他們都會在生物場的這一個部位累積嚴重的失衡。（請參閱圖7-4）

開始撰寫本書的前幾個月，我發覺自己開始無法忍受人的生物場內有那種充滿罪惡感的忙心能量在打轉，那個位置在人體右臂以外約45公分處。心裡一直有一些聲音在打轉——苛刻的批評、永遠做不完的待辦事項、沒有產出就無法休息、覺得自己沒有價值——一直轉一直轉，靜不下來。在療程中，通常我都能夠保持中立，很有耐心，但是現在，這種能量一直在我身旁打轉，讓我越來越不安，我想這一定有什麼問題。

一開始我搞不懂為什麼會這樣。常常有人說，你不喜歡別人的部分，也會在自己身上出現，不過我一開始卻看不出這種關聯。這種能量有很大的部分是「內心的批評者」。人內心的批評者一直藉著警告你不完美、有所缺失

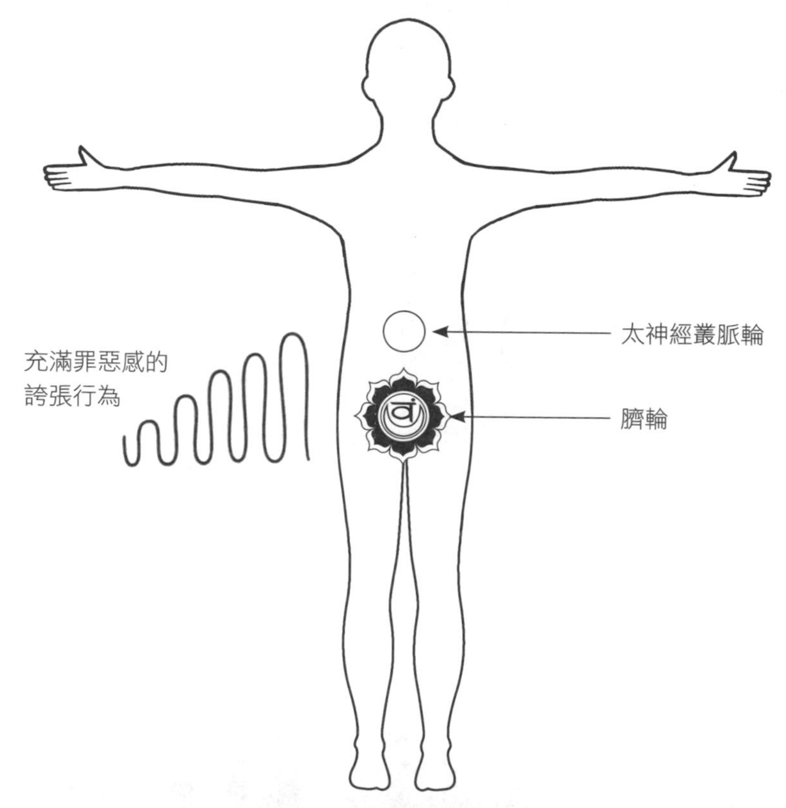

▲ 圖 7-4：充滿罪惡感的誇張行為

來打擊你。在我所認知的範圍內，自己並沒有這樣。我的印象是，多年前我就已經能排除內心的批評者，並馴服了「忙心」。我一向都能夠平息各種念頭，安於內在廣大的寂靜當中。所以，現在到底是什麼東西讓我這麼心煩？

後來有幾件事情給了我答案。首先，我發覺令我不安的是我那些「待辦事項」。我是超人：我是老婆、媽媽、老師、治療師、校董、研究員和作家。我這台「機器」始終轉個不停，是名符其實的動能彈球機台（pinball）。也一直認為，因為我很會抽空休息，所以我也很能夠「就在那裡」（just being）。我沒有看到自己心裡那種狂熱，因為我已經習以為常。因為我看不到那種狂熱，所以我一看到別人身上那種狂熱，就覺得很挫折，也開始越來越無法忍受。

另外一件事也給了我答案。這個的訊息來自幾個月前我接受的一次治療過程。那一次的治療法叫做「強化」（potentiation）法，是前述的梭爾．盧克曼率先使用的治療法，最初由他和合作者萊（Leigh）共同發掘。強化法使用528赫茲唱名音叉及特定元音為DNA編碼，調整其表現。梭爾常說那是第九個脈輪下降到零碎身（零碎的身體）上，把零碎身或我所謂的「奴隸的枷鎖」封住。這樣，能量就得以往上流動整個能量身。梭爾說，如果不這樣封住零碎身，身體就會一直滲出各種毒素，包括因零碎身障礙而無法流動，累積在體內的殺蟲劑。

在這個體內發生能量轉換的過程中，我突然開始看到一些以前沒察覺的問題。過程中的各項練習中，有一項非常有用。那是一個問題，問的就是「我有什麼東西常常讓自己感到厭惡？」還記得前面說我自認已經收伏了對自己的批評，對自己已經很有愛心、很慈悲了，但是，沒有！這個問題，我填寫的答案足足有半頁之多——其實我不自覺地一直打擊自己。罪惡感常常是潛伏在無意識當中——人常常有罪惡感、感到有所缺憾，但是因為太常有這種想法、太「正常」，所以我們不再有感覺。就像我，我雖然深知這個事實，但是照樣懷有罪惡感。現在是因為問對了問題，這個模式才終於揭露。既然對這個問題有了覺知，後來當我開始感到罪惡時，我就會注意到。但這不是完全不評斷自己，因為一開始就要不評斷很不容易，不過可以學習在評斷時保持慈悲心。

這不是刻板印象：我常常發覺，在正統天主教家庭或猶太教家庭長大的孩子，他們的生物場中常常有不少罪惡感。這個生物場還會出現一些和性有關的事物——性虐待、墮胎、妊娠併發症（difficult pregnancies）及難產等，這一切都在生物場留下了印記。第二脈輪兩側堆積了大量的能量，會消耗掉人的力量，甚至使之癱瘓無力，人的創造力尤其耗損更甚。

我高度推薦梭爾的《強健DNA》和《自覺的療癒》（*Conscious Healing*）這兩本書。他在《強健DNA》當中解說了封鎖自己的（別人的也可以）零碎身的方法。如果你沒有時間研習這個方法，你也可以到鳳凰城再遺傳學中心（Phoenix Center of Regenetics）讓梭爾或他訓練的協助人幫你施作。我認為這個方法可以和生物場調諧法相輔相成。以他的話來說，「聲音治療法屬於整體醫學的範疇，因為聲音讓我們得以進入生物能（bioenergy）量子領域，帶給我們自覺與修正現行的量子生物學的力量，幫助個人（乃至於整個地球）療癒與轉化。」[1]

太陽神經叢脈輪：第三脈輪

顏色：黃

掌管：脾臟、胰臟、胃、腎臟、腎上腺、肝臟、膽囊，和父母親也有關係

關係到：自信心、自尊心、和他人能量互動、設定及達成目標

左側失衡：無力感

右側失衡：憤怒

整體能量低落：優柔寡斷、設定及達成目標均感困難、輕易就被他人的能量壓制

健康而平衡：果斷、創造力自然流動、有能力為自己辯護、完成計畫

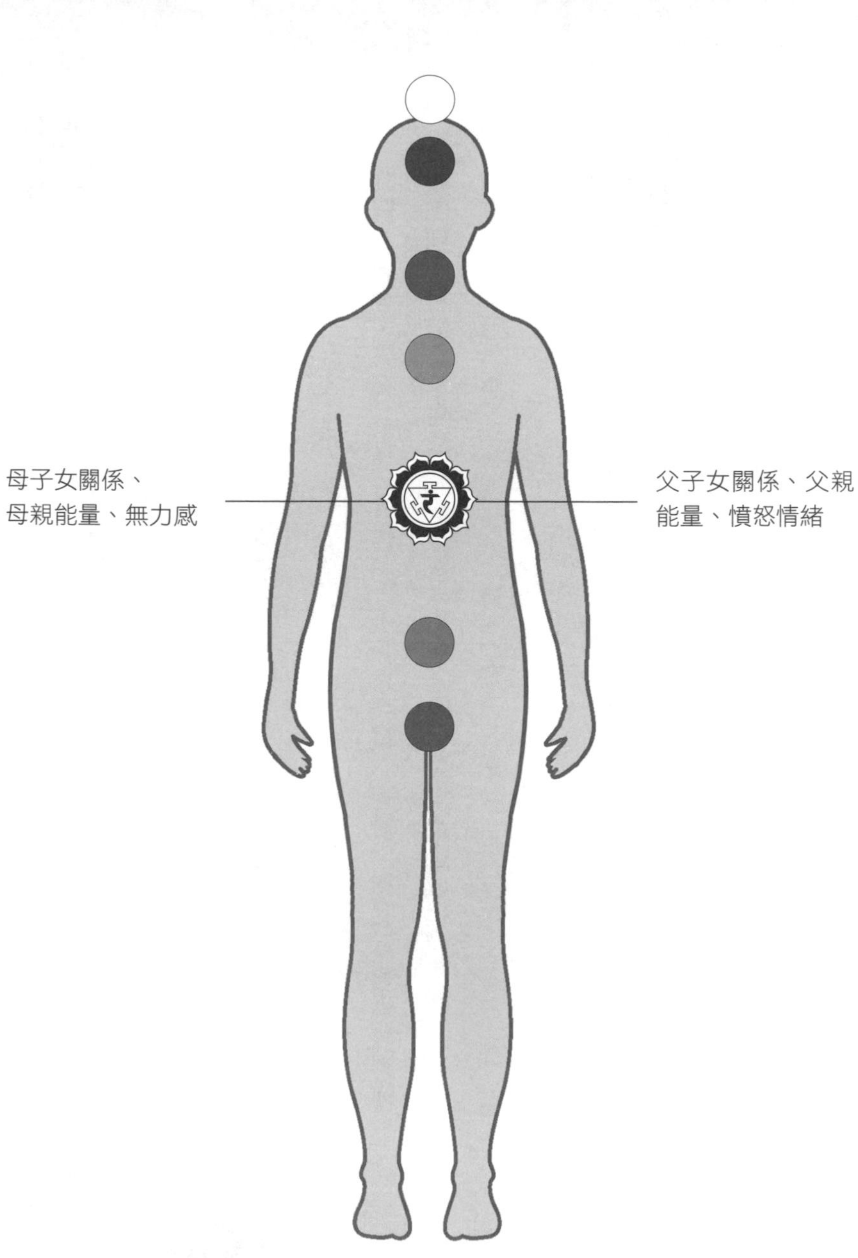

▲ 圖 7-5：太陽神經叢脈輪，第三脈輪：自信、和他人能量互動、設定及完成目標

第三脈輪複雜得不可思議，包含的訊息之多，多到在我看簡直就像另有一個電磁軸在那裡。第三脈輪包含的訊息和母親、父親、憤怒、無力感、腎臟、腎上腺、脾臟、胰臟、肝臟、膽囊與胃有關。碰觸這個部位時，如果想要確知自己遭遇的是什麼東西，你必須依靠深入聆聽，而且常常要親手做一些事。我目前已經有辦法分辨這些東西，但是這種能力必須長時間發展出來。我告訴學生，那很像在學一種新的語言。你逐漸學習一些新字，然後這些新字成為你詞彙的一部分，後來你再聽到這個字的時候，就會聽得出這個字的意思。這和你學習分辨某一個時候身體發出的最響亮、最強的振動訊息一樣。你會有「啊，我知道了」的反應，我突然明白實體層面和情緒層面的差異之後的反應是那樣，初次聽出疤痕組織、恐懼情緒的聲音時也是那樣。

探討到這個部位，學生常會要求我講詳細一點，但因為這整個過程非常細小、微妙，所以常常是非文字所能形容。我只能告訴你心要靜、仔細聆聽，信任自己的聽覺和感覺。我自己能做的其實也就是這些；但願我已經說得很清楚：我並沒有超乎這裡任何一個人的特殊才能。事實上，我必須很努力才有辦法清楚聽見那一切。

左側：脾臟、胰臟、胃、腎臟、腎上腺、母親

太陽神經叢左側透露的是，個案在母體時及一直到現在的母子女關係。這一層關係的母親可以是繼母、養母或祖母。這個部位在身體左側向外25到30公分之處，保有母親的能量。我在這個部位把音叉敲響之後，通常可以準確聽出母親的為人或人格，因為她的能量在這裡顯現得很清楚。

如果個案嬰幼兒時期與母親關係不良，母子女關係混亂，沒有連接，個案生物場的這個部位外緣會有阻抗。你往往會在少年部位（這個部位所在依年齡而定）發現阻抗，在女性身上尤其會如此；因為女孩子往往在十四到十六歲之間和母親的關係帶有壓力。

如果是身體本身在太陽輪左側部位——譬如胰臟或脾臟部位——有能量鬱積，我發覺這代表人沒有能力養活自己，無法選擇能夠讓自己生活順遂的謀生方式。但這裡也和身體健康有關係——譬如有人想戒菸，但是卻還是忍不住一直抽，或者平常三餐吃得很隨便，然後卻一直希望自己正常飲食，那麼，這種錯亂的能量就會在這個部位積存。這種現象，一言以蔽之的詞彙就是「無力感」(powerlessness)。

不論是在社交狀況中伸張自己的看法，或是尋找營養豐富的食物，抑或是在對的時間上床就寢，我們只要無法當下為自己做最好的選擇，這都代表我們在那時無力選擇對自己最好的

事物。這種「無力」的傾向，往往和小時候媽媽拿什麼給我們吃，或是不給我們吃飯有關聯。

腎上腺這個腺體相當於核桃大小，位於腎臟上方，會分泌腎上腺素（又稱艾匹納芙琳，epinephrine）和皮質醇（cortisol）。人遭受高度壓力時會需要大量能量，腎上腺這時就會分泌腎上腺素，平常則是全天候分泌皮質醇幫助身體調節日常壓力。人如果長期處於低度壓力狀況中，腎上腺就會分泌大量皮質醇，若是累積太多，就會對健康有損。

因為強烈的週期性及長期性低水平壓力而導致腎上腺疲乏是現代社會的重大通病。生物場調諧法令人振奮的面向之一，就是它能夠運用聲音影響我所謂的「腎上腺節奏」。聽起來真的是這樣——腎上腺如果快樂的話，會產生正常、良好及健康的節奏；不快樂的話，產生的節奏就很紊亂、吵鬧。這種雜音影響你的全身，就如同汽車按著喇叭從你們家旁邊呼嘯而過，吵到你一樣。只要有壓力，任何事物都無法好好運作。

我發現體內兩個腎上腺體各自反應不同壓力時，感到非常驚奇，我還因此特地給兩個腎上腺體各自取了一個名字。左腎上腺反應的是身體的疼痛或他種需要打跑的壓力源，所以我稱左腎上腺為「劍齒虎腎上腺」(sabe-toothed tiger adrenal)。右腎上腺反應的是社會壓力——不論在家或在公司。這種壓力對身體無害，但是於我們本身確實在承受壓力無誤。所以我說右腎上腺是「政治事務腎上腺」(office-politics adrenal)。

一般情況下，我比較常遇到右腎上腺問題。但如果個案是處在虐待關係中、家有惡鄰或從事危險職業，左腎上腺就會像是馬桶把手卡住一樣。我最近遇到一位女士，六十多歲。我發覺她左腎上腺「砰砰跳」，覺得很訝異。我跟她說左腎上腺通常要碰到身體有危險時才會這樣，她就告訴我，她最近在他們家附近和一群少年人吵架，有一個還跑到她家外面向她挑釁。她住的是一條死巷，現在覺得住在那裡已不安全。她最近剛辭掉一份壓力很大的工作，弄得她和老闆之間關係非常緊張，所以她的右腎上腺也一樣處於高度警戒中。

人也會自己維持虐待或危險關係。很多人雖然已不再和當年施暴的父親或兄弟接觸，但是卻繼承了他們施暴的習慣，經常自我攻擊。

腎上腺素一進入體內，身體其他的能量製造系統似乎就退到後面。但是我只要重新設定個案的腎上腺，使之回歸中立，一般會讓他在一至三天感到很累。這似乎是身體為了要重新上線而重新校準的關係。只要能量回來，他就會舒服一些。這段重新校準的時間，重要的是要多休息、多喝水，相信能量會回來。

本書第八章會說明這種重新調校的過程。

右側：肝臟、膽囊、腎臟、腎上腺、父親、憤怒

第三脈輪右側和父親、個案的父子女關係及憤怒情緒有關。憤怒情緒儲藏在肝臟，由肝臟代謝。和父親（包括繼父、養父或祖父）關係不良的人，很多都會壓抑其負面情緒，所以很愛吃一些我所謂「肝臟撫慰品」：糖、過多的碳水化合物、酒、巧克力，還有冰淇淋、起司等濃稠乳製品。這一類食品少量吃時顯然沒有什麼問題，但如果過度，卻會抑制甚或消除憤怒情緒（但「憤怒醉」除外）。

有種情況，每次碰到都讓我覺得很驚訝，那就是，人和自己的父親竟然可以有那麼多問題。我們成長的文化一直在教導我們弗洛伊德（Sigmund Freud）的觀念，說一切都是母親的錯（我知道這樣說佛洛伊德太過簡化，不過我以及很多人確實都這有那種「認識」），所以我沒有想到實際上源於父親的問題多於源自母親。有不少爸爸都是酗酒者、脾氣火爆、工作狂、和子女不親、坐牢，或是無法滿足子女的需求。了解、贊同、肯定都是人對於父親的基本的需求，但是多數人卻很少從父親那裡獲得這些東西。這似乎為人帶來了真正的問題（請記住這裡的人口統計學：這裡是指那些尋求協助以解決問題的人，不是所有人）。

人如果和自己父親的關係良好、健康，這種健康的關係自然會反映出我們內在的優質，但如果不是這樣，很多人在生活中就會不自覺的尋求滿足，開始放縱（雖然充滿罪惡感）、認為自己沒有什麼價值、需要別人的肯定，和常常以別人的需求為優先。

除了和「父親」這個人物的關係，第三脈輪右側還保存了肝臟的能量。根據我研究與運用聲音多年，對於肝臟知之甚詳。中醫認為肝臟是「身體」軍隊的將軍，負責照管一切事務的運作。肝臟要注意消化、呼吸、循環、精微能量流通、排毒及免疫系統等等很多事情。常有人爭論意識到底是不是在心臟或腦部，但是我早就認為意識的位置就在肝臟。

中醫說肝臟開竅於眼，西方人也說眼睛是靈魂之窗。你或許有認識的人做過「清肝」療程，就知道「清肝」之後眼睛會有多明亮。肝這個器官辨識力很強，知道人的自我什麼東西要繼續流通，什麼東西要處理掉。一個人之所以變成如此，和這種辨識力很有關係。傳統的狩獵社會就很喜愛吃野味的肝臟，因他們認為其充滿了生命力。

我上網輸入關鍵字「意識的位置在肝臟」搜尋，發覺一直到約兩百年前，人類才開始認為腦部作為思想和行動之席位的重要性。心臟、肚臍與肝臟都曾經在不同時期被一些文化尊為意識所在的席位[2]。古希臘人尤其認為意識是由肝臟源生而出。但不論真相為何——有可能是心、肝及腦三位一體（triad）——肝的重要性真的不可思議。不幸的是，這個器官在現代卻一直受到嚴重的侵襲。近三百年來，大量的毒素進入了循環當中，很多化學毒素進入了土壤、水和空氣中，使人的身體不斷遭受荼毒。我們的住家、辦公室，我們穿的衣服、開的汽車都充滿了毒素；然而其實才不過幾世代之前，人的肝臟都還不需要處理這些毒素。到處都有的酒類、藥物——包括治病的藥和毒品——還有基改食品、殺蟲劑、除草劑、人工色素、甘味劑、雙酚A（BPA）和塑膠等講都講不完。這些東西不但讓我們的肝臟飽受折磨，最後還汙染了我們的意識。最後還要再加上電視、廣播、各種電磁輻射線和搖滾樂的不協和音；總合這一切，要是有人還活得很健康，那真的就太驚奇了。

還有一種汙染物會影響肝臟健康狀態，那就是憤怒情緒。關於所謂壓抑情緒或「洗紫」（purplewashing）情緒，我在第九章再來詳談。不過現在可以先稍微講一下的是，肝臟會蓄積憤怒的情緒，也就是會蓄積保有憤怒情緒之訊息的電子化學胜肽。人只要壓抑、否定，塞藏憤怒情緒，這種情緒就會在肝臟累積，因而抑制其最佳機能。

我曾經處理過一個個案，她當時的先生是酗酒者，所決定的事情常常讓她很難堪。她一直喜歡做好人，要自己顯得有慈悲心、很懂事，所以她養成了每天晚上喝個幾杯的習慣，把自己所有的憤怒情緒隱藏這個習慣底下。我梳理她的肝臟時，心裡出現的意象是個很久沒有倒的垃圾桶，而且垃圾已經滿出來。生物場調諧法會引發大排毒過程，現在這個個案就是如此。她本來就很健康；我深入處理她肝臟的能量之後，告訴她說，接下來的幾天她很可能會出現一些排毒症狀，讓她很不舒服。後來的這幾天，她的身體真的出現了陣發性體熱，還有紅疹。這是典型的好轉反應；此時她的肝臟正在清理多年鬱積的毒素。後來她終於開始敢面對並且處理自己的憤怒情緒，不再像以前那樣掩飾了。

我不太了解膽囊。膽囊和肝、胰與十二指腸連接。不過我推測這個器官應該和沒有父親的支持而導致的憤怒之情也有關係。我曾經在我一些後來摘除了膽囊的個案身上觀察到這個現象。

中醫說腎臟積存了驚恐（shock and fear）情緒。我偶爾也觀察到這個情形，但並沒有規律性。在我看，恐懼和焦慮一樣都是自由漂浮狀態。這意思是說，視各個脈輪的相關物而定，在任何一個脈論幾乎都會發現焦慮情緒。對於由恐懼引發的焦慮，每個人體驗這種焦慮的身體部位都不一樣，可以是膝部、下腹部、太陽神經叢、胸腔、喉嚨或頭部。這種情緒可以是從腎臟發射或轉移過來的，但是這一點我尚未觀察過。

焦慮這種頻率在身體裡面很有趣。對我而言，焦慮比較不像情緒，而比較像是感受（feeling）——說明確一點就是「感覺」有情緒在上升，要進入我們的知覺當中，「感覺」我們的知覺力在壓抑那個感覺，因而產生了緊張不安。我常常問有長期焦慮的人：「你那個焦慮之下有什麼情緒在那裡？」我這一問，他們才發現，只要他們允許自己去感覺那個感覺，焦慮就會消失。那種焦慮，有時候不見得是壞事。我曾經聽過不少人說他們那個焦慮之下存在的，其實是興奮的情緒。

母區及父區

第三脈輪部位從兩邊體側向外約30公分之處，各有一個固定空間，左邊那個保存了母親的能量，右邊那個保存了父親的能量（請參閱圖7-6）。這兩處的能量無法移動，但其中任何的失調都可以調整與整復。可以從這兩個地方看出個案父親或母親的人格狀態及能量，以及個案和父、母親之間的動態。

人和父母的關係可以透過生物場調諧法調整改變——這是令我大感驚奇諸事

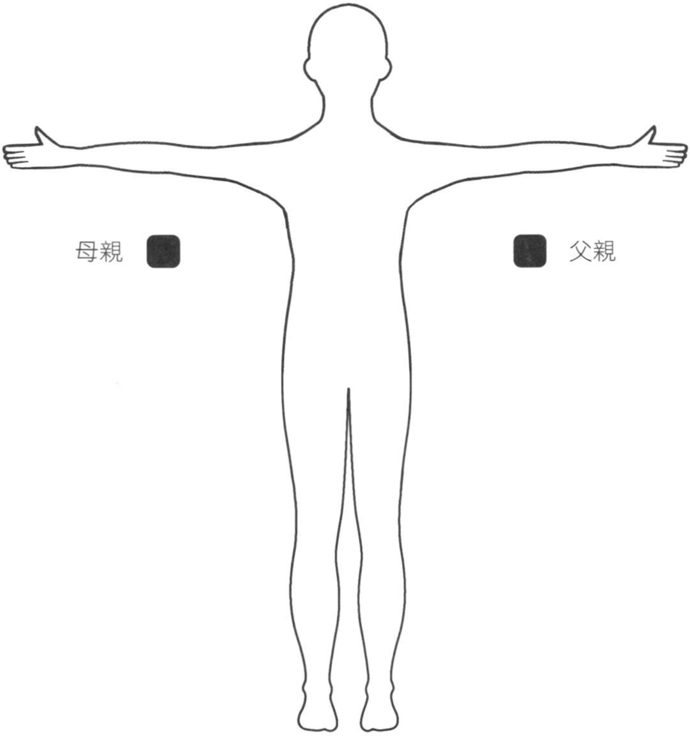

母親　父親

▲ 圖7-6：父區及母區，體側外約30公分處的兩個固定點

之一。我屢次聽到個案告訴我，他們做完生物場調諧再去找父母之後，發覺他們居然可以和以前很難相處的父母融洽相處。他們不合的按鈕不再啟動。有的個案甚至說他們的父母有了很大的改變。生物場調諧法「回溯」回去，以很微妙但是卻又很具體的方式影響他們父母的能量。

太陽神經叢的背面和「支持」問題有關，包括雙親支持或不支持你的程度，你在實體及情感上支持自己的程度，還有你接受或允許自己接受別人支持的程度。如果這個部位會痛，那麼情形往往是你支持別人，但是卻完全沒有人支持你。

心輪：第四脈輪

顏色：綠

掌管：心臟、肺臟

關係到：愛心的給予及接受、慈悲心、感激

左側失衡：悲傷、哀痛、喪失

右側失衡：不想答應卻答應、過度為別人代勞

整體能量低落：愛心的給予及接受有困難、懷抱昔日的痛苦、憂鬱症

健康而平衡：聽從心的想望、自由自在的愛

在整個生物場解剖過程中，我第一個確認的部位就是心輪的左側，因為我一直在這裡發現悲傷的故事。悲傷之情在音叉泛音中很容易辨認，聽起和悲傷的音樂簡直一模一樣，你絕對不會弄錯。若是出現能量尖峰訊號，這代表曾經有摯愛的人或寵物逝去；搬家，尤其是小時候；受到忽視、虐待或不被理會；關係結束，甚至是夢想落空。

個案如果有憂鬱症或常常覺得悲傷，你會在左肩外發現大量能量。左肩的問題常常是來自於悲傷沒有化解，所以壓在左肩上。我常常在這裡看到大量的能量，我稱之為「左側溝」（left-hand ditch），「溝」裡面鬱積了很多哀傷與挫折感，這些哀傷和挫折感往往是小時候沒有獲得母親的支持而造成的（請參閱圖7-8）。

這樣的右肩，我有時候會說是「乖女孩」（good girl）肩膀或「老好人」（yes man）肩膀，因為這種人到最後都會把問題帶到這裡（右肩膀）來。很多最後從事治療術的人都有這種「助人者」人格特徵。我處理過很多右肩有問題的按摩治療師。這種「助人」的態度之所以這麼普遍，另外一個原因是，我們的文化有的是「服務高於自我」（service above self）這種「敕令」。這種敕令教導我們做自己想做的事、照應自己的需求，都很自私，令人難以接受。然而，服務他人確實高貴，但是讓自己健康受損、生活受影響，實際上對任何人都無益，因為這種習慣會損害我們的健康，讓自己最後反而需要人來照顧。

我處理過的肌纖痛症患者，每一位的右肩都堵住了大量的能量。肌纖痛症患者的人格是幾乎一輩子都以別人的需要為優先，弄到最後身體開始反叛，不肯再做事情。這種人最後都充滿怨恨、挫折感和未化解的情緒，所以他們的迴路也全都過載。我發現這種人如果能夠適時站出來為自己講話，對他們會很有幫助。

心輪背面說的是我們從別人那裡接受的愛，以及我們接受或阻擋這個愛的程度。左肩胛骨一帶的觸發點說的是對他人負面能量的防衛。我們將這個部位縮緊來保護實體心臟和能量心臟的背面時，就會發展出這種觸發點。右肩胛骨一帶的觸發點說的是抵擋侵犯性或憤怒意念及情緒的故事。

心輪和太陽神經叢脈輪之間半路上的低觸發點，是關於缺乏右側父親的支持或左側母親的支持時產生的悲傷或憤怒。

喉輪：第五脈輪

顏色：藍

掌管：甲狀腺、下顎、喉、聽覺系統

關係到：溝通、講真話、創造力

左側失衡：不溝通、不表達、阻擋

右側失衡：你講沒有人在聽

整體能量低落：不會自我表達、甲狀腺問題、阻擋

健康而平衡：溝通良好、說話有人聽，能量特強者可以當老師、作家或通訊行業

喉輪左側表現的是你不會講、不表達的事情。人如果習慣不講真話、不和人分享感受和觀點、不會站出來為自己說話，就會在喉輪左側堵滿能量。如同第一、二脈輪常常相連互動一

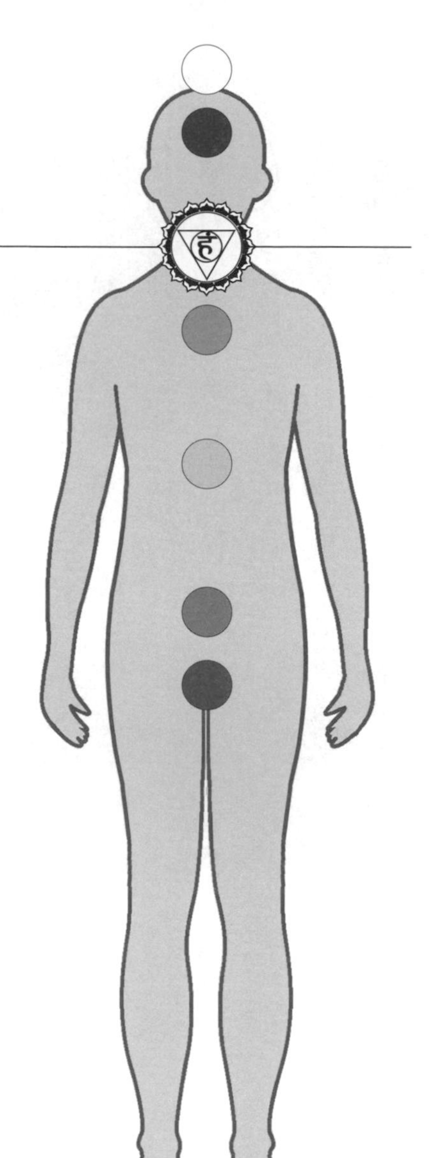

▲ 圖 7-10：喉輪，第五脈輪：溝通、講真話、創造力

樣，喉輪也常常和心輪連結互動。所以如果不允許自己感受、表現悲傷的話，通常發現的將會是雙脈輪中未表達、未化解的悲傷情緒。想表達什麼，這種衝動是一種電磁事件，因此，受到壓制的話，就會開始累積，這樣子堆積起來的能量將會造成發炎。所以把這些能量表達出來真的很重要。「外面好過裡面」是我在我的工作中發現最深刻的真理之一。

喉輪右側告訴我的是「講話沒人聽」這種情形。這裡的能量，尤其是體側外38到50公分之處的能量如果堵塞，在關係當中會常常和對方吵架。我們都知道，吵架到最後通常雙方什麼都沒有得到。那是因為我們都不肯好好理解對方觀點的價值和有效性的緣故（不要忘記前面說過的「真相有一百四十四面」這句話）。我們可能和自己的孩子有這一種關係，可能和老闆、鄰居、兄弟姊妹與父母有那種關係。我們說什麼都不重要，因為沒有人會聽、會反應、會同意，你最後只會充滿無力感。我們說的話若有人聽、有人回應，我們才會產生力量，才會對身邊的世界產生作用。講話有人聽、有很多人尊敬，才會成為強大的人。無力之人發不出聲。

我說過很多次：喉嚨是我處理過的最重要的脈輪，我們用話語創造人生。不把我們的心和智力產生的話語表達出來，就無法營造真實的人生。說到要自我表達，人常常會陷入二元思考法當中，總是想說：我是好女孩還是賤人？我是好人還是混蛋？但其實有一條實用、和平的中道可以選擇。要嫻熟這種中道需要一點時間，尤其如果你一輩子不曾說過什麼、不會對人說過他們想聽的話，你就更需要時間才掌握得到這種中道。誠實的外交是一種學來的技巧，但是，幾乎毫無例外，我也看過很多人做過生物場調諧法之後，變得有辦法為自己辯護，後來也創造了真實、誠實、無壓力的生活方式。

甲狀腺機能也是喉輪能量在掌管。很多甲狀腺機能不足或亢進的人常常喉輪也呈現失衡狀態。不過我看過很多這樣的人做過生物場調諧法之後，就不用再吃藥或吃藥可以減量。

頸部僵硬、痠痛也可能是這種能量問題。我在很多頸椎錯位到需要整脊的案例中追溯其成因，常常會發現他們小時候曾經發生過滑雪橇意外、頭部受傷、車禍，以及甩頭式傷害（whiplash-inducing experience），在他們的生物場中形成一股扭力，一直拉扯身體，最後終於造成結構錯位。但是只要用生物場調諧法把那股能量釋放掉，身體就會不再受到拉扯，到最後還會完全復原。

喉輪的背面和人接通靈感的能力有關。我在很多案例中發現，這個部位的能量一旦打通，人唱歌、寫歌會變得比較容易，寫作或講話時比較能夠自然發揮，可能也會感覺到和自己的直覺引導力有充分的連結。

眉心輪：第六脈輪

顏色：紫或靛藍色
掌管：松果體、腦
關係到：直覺、思考過程
左側失衡：擔憂未來
右側失衡：沉湎於過去
整體能量低落：注意力難以集中、不信任直覺或與直覺力沒有連結
健康而平衡：清晰的第三眼知覺力、心智集中而且敏銳

第六脈輪左側對我說的是「擔憂未來」。這個部位位於頭部左側外約20公分處。我常說這個部位叫做「煩惱的倉鼠輪」(the hamster wheel of worry)。你只要想到未來、不知道幾天後要繳的帳單、孩子的學費錢從哪裡來，明天要跟誰誰誰解釋、如何處理和老闆或同事的事情等等，那個能量就會開始進入這個部位。這個部位想的事情常常會焦慮、緊張——因為預期未來可能發生的事情而焦慮。

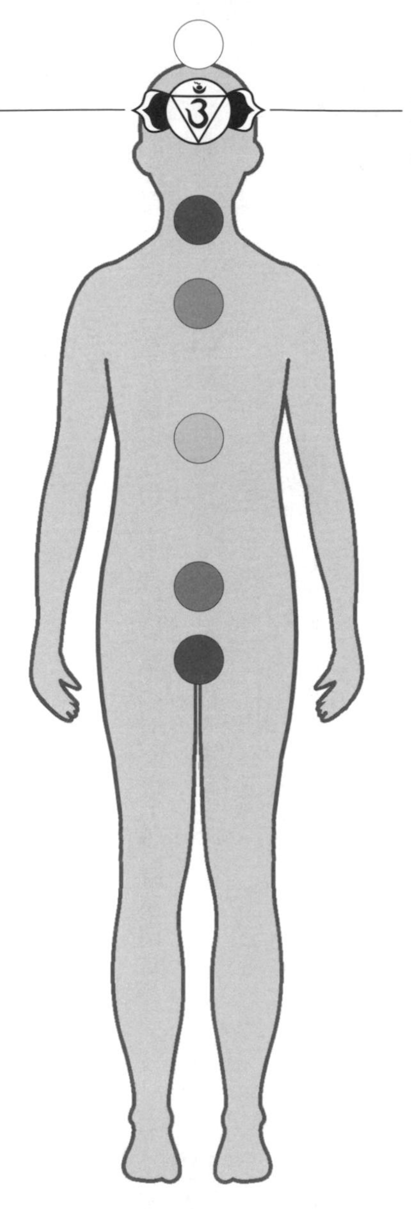

▲ 圖7-11：眉心輪，第六脈輪：直覺、思考過程

第六脈輪右側說的是墮於過去的思慮。這些思慮往往充滿內疚、懊悔的情緒，不過也有正向的，「美好的往日」。人的過去如果有什麼事情讓他在現在一次又一次不斷回想，這個部位就會堵塞大量能量。

創傷後症候群的頭部

要描述創傷後症候群患者頭部的負荷現象，「創傷後症候頭」（PTSD head）是我想得到的最好的說法。創傷後症候群（post-traumatic stress disorder）是人遭受到強暴、重傷、戰爭或死亡威脅等創傷事件之後產生的焦慮症狀。罹患創傷後症候群的人，你會看到他的生物場從邊緣一直到頭部塞滿了能量，但是停滯在那裡；通常是身體兩側都這樣（請參閱圖7-12）。我形容創傷後症候頭像是一棟很大的住家，裡面所有的電燈、電器全開一樣。那裡面的神經活動太頻繁，所以你再輸入再多東西，都沒有辦法處理，因為他腦部已經沒有空間或能量可以容納並處理之。

在所有接受生物場調諧法處理的個案中，創傷後症候群是處理後最近似奇蹟的病症。施作時，音叉聲音產生的作用很像是將那些電器、電燈一一關閉，把那些噪音關小聲了一樣。關掉那些電器、電燈之後，腦終於得以正常處理外來刺激，恢復正常的運作機能。

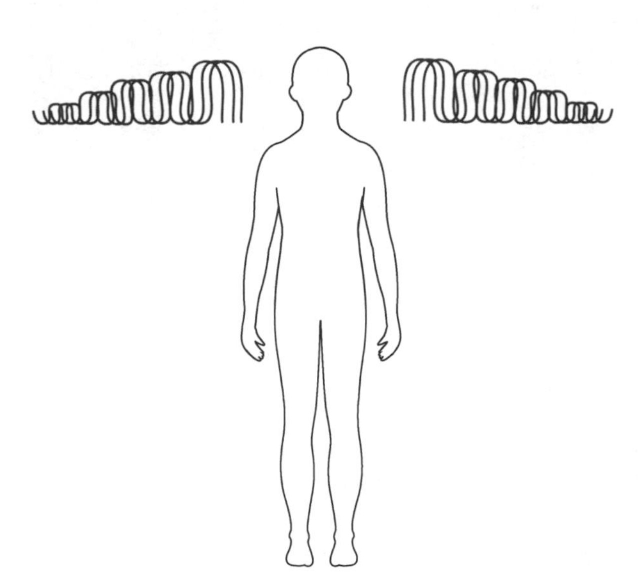

▲ 圖7-12：創傷後症候頭

腦震盪也是同時表現於第六、第七脈輪的現象。剛發生的腦震盪，因為還在腫大狀態，所以無法用生物場調諧法處理。但是發生幾個月之後，可以進行溫和的處理，超過一年的才能夠深入處理。我曾經在時間線的很外面之處發現腦震盪能量，那是起因於兒時的意外，但是卻至今還在影響個案（大人），使他產生記憶問題、認知障礙與結構失衡等問題。曾經多次發生腦震盪（尤其是失去意識的腦震盪）的運動員常常會有這樣的行為模式。因為自己無法控制的狀況而產生挫折，因而大發脾氣。生物場調諧法可以找出這種模式，將它打散，使患者恢復平靜清晰的思考與情緒。

第三眼直覺與知覺

第三眼指的是松果體。松果體和肉眼一樣，有視桿細胞（rods）和視錐細胞（cones），可以接收光線。我的感覺是，這裡接收的光頻率來自於高波長能量——乙太能量。這種能量能夠穿透頭骨，由第三眼接收。第三眼發達的人會看見人身上的能量模式，能做直觀診斷，並看到人身生物場中的顏色。

第三眼的背部和人「頭後面的事情」（亦即未完成的計畫、未解決的問題、沒有解方或想拋諸腦後而不可得的問題）有關。因為這一個部位是視覺機能所在的部分，所以如果有眼睛疲勞或眼後頭痛傾向，你往往可以發現這裡的能量是靜止的。

頂輪：第七脈輪

顏色：白或紫色

掌管：腦、與時間的關係、與聖神的關係

關係到：高層思考、空間智力（spatial intelligence）、音樂

左側失衡：未知

右側失衡：未知

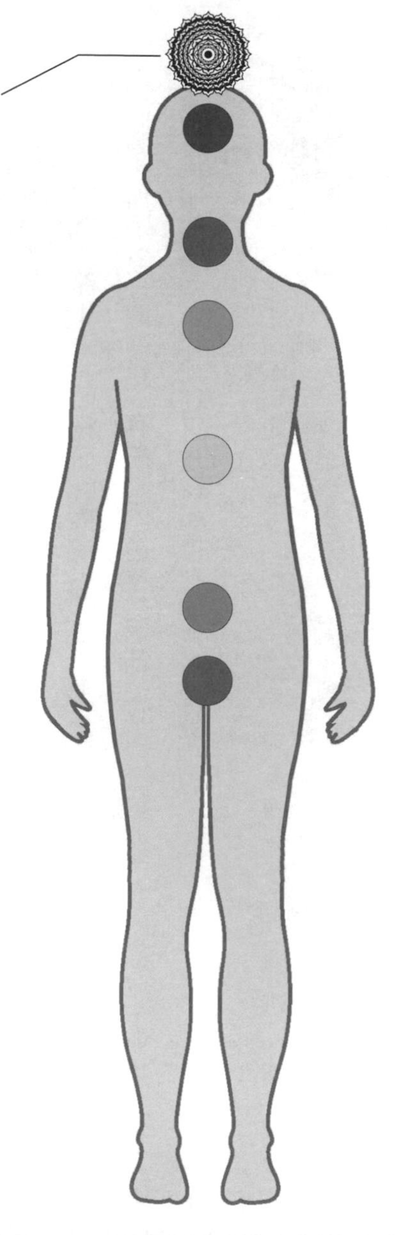

▲ 圖7-13：頭頂輪，第七脈輪：高層思考、空間智力、音樂

整體能量低落：注意力難以集中、生命是沉重的負擔——往往是待在室內，尤其處在螢光燈下的時間太久所造成。不信任直覺或和直覺力沒有連結

健康而平衡：與時間和聖神的關係良好——待在戶外的時間足夠致之

就和足部兩側那裡一樣，我一直無法確定頂輪兩側所保存的訊息到底和什麼有關。頂輪所代表的，其中之一是高層秩序思考，這包括數學和音樂，如我的閱讀障礙使得這個部位對我構成了相當大的挑戰。這一點或許就是我無法清楚理解藏在頂輪兩側的是何者之故。有時候我會在這裡發現腦震盪——這是我在第六脈輪經常看到的——尤其是出事時直接撞擊在頭部的腦震盪。也許頂輪兩側真的有情緒或心智故事保存系統（我猜想會有），但我到現在都還沒有找到，不過我有找到別的。

如果能量在頭頂輪跑得很快，那可能是因為你和時間的關係不良所致。我所謂「和時間的關係」指的是我們內在對「代辦事項」的體驗。當初我在頭頂輪發現這一層關係時，一開始我很疑惑。一般都認為頭頂輪和我們與聖神的關係有關，那麼，我們和時間的關係為何會和與聖神的關係存在於同一個地方？

每個人都會感覺時間不夠，無法做到每一件想做的事情。我們像無頭蒼蠅一樣，忙得團團轉、壓力很大，彷彿步步踩空。我一直疑惑著，直到後來讀到一句話才解惑。這句話是說：「信念就是知道自己想做的每一件事都有時間做。」沒有想到信念和時間可以構成一句方程式！我突然領悟，原來我們必須完全活在當下，才能夠和聖神建立關係。和時間的關係不正確、沒有維持在正軌上，往往和生命的關係就會產生錯誤。與時間關係良好的話，自然事事順暢，能夠同時和很多人相遇，感到從容寧靜。

練習題：如果感到緊張不安，認為自己的時間不夠，請刪除幾件「代辦事項」。你想做的事情實在太多了。

我發現，常在螢光燈下工作的人，頂輪的能量很亂，而常常到戶外的人就不會這樣。所以，為了保持健康的能量，我想最好盡可能到戶外走走，赤足走動更好。

我總共觀察過幾百人生物場當中的這些模式，那些傾向絕對沒有刻在石頭上。以這些傾向為有用的標竿，我邀請各位於開始操作音叉之後細心聆聽自己的「信箱」。下一章我們就要探討操作音叉的方法。

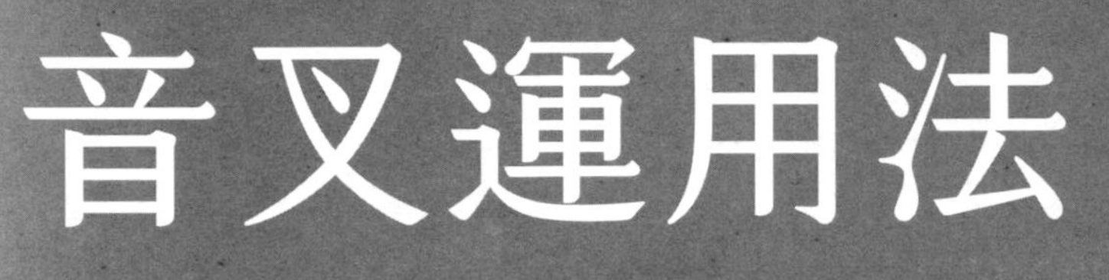

音叉選用及啟用

你越寧靜，聽到的就越多。

——蘭姆．達斯（Ram Dass）

你是否曾經感覺周圍「氣氛不好」？你是否曾經利用音樂調整心情？

如果這兩個問題你的答案都是「有」的話，那太好了！你已經具備成為音叉治療師——或說是聲音治療、音樂治療師——的條件。你感覺得到人的氣氛，所以你有辦法讀取「振動」的語言，知道音樂的力量可以改變你的能量和心情。

感覺得到振動——這種能力是你身體的生物面實際感受，也是施作生物場調諧法的主要技法。來自音叉的訊息，你並非只用耳朵在聽取；在較為根本的層次上，其實是你的身體在感覺生物場中的振動。

生物場調諧法用音叉診斷，也用來治療。音叉的作用和隱形墨水解讀器一樣（invisible ink decoder），揭露來自人身上的振動。我們用音叉偵測生物場中阻抗、扭曲的部位及其中的噪音，然後予以矯正。操作音叉，就是操作共振、夾帶（共乘）等基本物理學原理。

音叉一開始是和已有的扭曲共振。譬如，如果這種「扭曲」是焦慮情緒：音叉一開始會和人身生物場中的焦慮頻率共振；你不但聽得到，也感覺得到。但接著，音叉開始發出相干訊號（coherent signal）；只要持續的時間夠久，這個相干聲音訊號就會夾帶著身體，使之轉而產生相干的表現。

將音叉繼續保持在噪音和阻抗部位，身體就會知覺到自己的噪音，進而開始自我矯正。所有的靜止、阻抗與扭曲感都將因此開始還原。另外，音叉也是節拍器，可以幫助身體找到正確的節奏。什麼東西跑得太快，音叉頻率就讓它慢下來；什麼東西跑得太慢，它就讓它加速。

基本的方法很簡單，但是生物場調諧法是一套完整的方法，所運用的規範非常複雜，非本書所能敘述。最好的方法當然是由有經驗的老師親授，但是你也可以自行研習。經由本章的介紹，你會有足夠的訊息開始對自己或別人施展音叉。如果你是按摩治療師、整脊醫師或任何健康供應者（wellness provider），本章都會給你足夠的訊息，讓你把音叉整合到你的療法中。

本篇介紹幾種基本技法，以音叉自我調理或為別人調理。如果想進一步探討，可以點擊我的 YouTube 影片，也可以到 www.biofieldtuning.com 購買教學影片。如果有興趣成為有證照的治療師，第一步就是我們的 Foundations 訓練計畫。我們全年在世界各地的城市都有開班；這一方面的訊息、日期與地點請至生物場調諧網站查詢。

本章將依次探討音叉的選擇與啟動、療程前準備、梳理生物場的過程（生物場調諧基本技法）與調整，以及個案與治療師療後照護。另外我們還要探討研習振動語言時會學到的事物。

本章經過修正及更新之後，收錄於本書第二版。從我一九九六年開始使用音叉到現在，生物場調諧法就不斷在演進，而後仍然會繼續演進。多年來，我一邊簡化整個基本程序，使之變得較為流暢；另一方面，其應用範圍卻一直在擴大，也出現了一些新的施作法。隨著每一個新的個案、學生、治療師及療程的出現，整個技法也一直在深化與拓展。我們現在對於人體生物場以及生物場對相干聲音的反應的理解，已非昔日。

音叉選用及啟用

市面上有很多各種品牌的音叉，品質不一，對你的治療過程而言至關重要。

鋁製音叉勝於不鏽鋼音叉，因為鋁製音叉會產生泛音。而在生物場調諧法中，我們利用的就是泛音，聽的也是泛音。另外。車製（machined）音叉優於模鑄音叉。車製音叉是從胚料切割出來的，模鑄音叉則是灌模製造的。在我看來，模造音叉品質和車製音叉差太多，真的用不得。Medivibe、Omnivos、Biosonics 這三個牌子都是優良的美製音叉，我都用過，但是 Medivibe 音叉最適合做生物場調諧。

我曾經很多年用的一直是唱名音叉組。時日一久，我後來簡化整個施作程序和教學程序，所以現在都只用四支音叉就已經足以施作完整的生物場調諧療程。我的「馱馬」（workhorse）音叉是174赫茲音叉。這支音叉可以讓你容易地施展「生物場梳理」。我試過生物場中很多很多的頻率，但是174赫茲就是擁有某種很微妙的一面，使之成為梳理生物場的理想頻率。因為其範圍的關係，它給我的反饋比別的頻率多。它所發的可聞泛音的範圍給我很有用的反饋，所以後來我將它定為我的首要工具。施作生物場調諧久而久之就能聽得出這種反饋。

生物場調諧法和別的音叉療法不一樣的地方在於，我們不需要每個脈輪或器官都要以特定頻率施作。我們的方法是找出阻抗之處，然後在那個部位進行相干音輸入。比較重要的是它的反饋。我們允許身體聽見自己的噪音，然後自己進行修復。這個程序使用任何音叉都可以做到。你的身體原本就有自己的相干表現（我稱之為「出廠設定」），它只要能夠聽見自己的頻率，不需要別的頻率，自然就會回歸自己天然的諧振狀態。我很早就發現，要提醒身體，讓它知道自己需要用什麼頻率共振到哪一個能量中心，根本不需要用盡每一種聲音，因為它自己早就知道了。

除了174赫茲之外，我還會用528赫茲（或417赫茲）；通常是接在174赫茲之後用來照亮並且釐清身體的音調。用174赫茲過過生物場之後，用一個較高頻率再過一次是個好主意。528赫茲和417赫茲可以交換使用，也可以同時用於頭部兩側，製造出雙耳差節拍111赫茲。這個111赫茲可以刺激腦部產生伽馬波（gamma waves）。528赫茲如果碰到緊張能量，會發出很刺耳的聲音。如果發生這種情形，我會改用417赫茲，因為它沒有這種性質，要在耳朵那邊施作也比較容易。但是，417赫茲聲音不若528赫茲聲音晶瑩剔透。這兩者，我建議先試用再決定。

生物場調諧工具組當中，另外有兩支音叉，是一對加重音叉。這裡說的「加重」，意思是指其音柱尾段附有金屬塊，會使音叉振動又強又久。所以，如果你需要將音叉以其柄為座，直接置於身體之上時，這種音叉會比較好用。我使用並且推薦的加重音叉是62．64赫茲和54．81赫茲這兩支，我們的網站有售。這兩支音叉一起使用時會產生舒曼共振（7．83赫茲）。舒曼共振我們在第五章有探討過。舒曼共振是地球洞穴及電離層的頻率，這兩支音叉的頻率就是舒曼共振的第七和第八諧振波，一起使用時會產生雙耳差節拍7．83赫茲。這個7．83赫茲可以透過音叉到達身體或放在耳側聆聽。將這兩支音叉以柄為座，分別置於頭部兩側，製造出舒曼共振，對於我們那永遠共動的心很有撫慰作用。阿爾法和希塔腦波波尖（cusp）也是7．83赫茲，那是做夢、快速眼動期及深層禪坐時的狀態。

如果你想要從單獨一支音叉開始，我推薦音波滑鈕（93．96赫茲）這一支音叉。這是一支加重音叉，柄也有加長，其頻率屬於舒曼共振的第十二諧波（7．83×12）。這一個頻率聽起來很舒服，可以用於身體、生物場，也可以用在自己身上或為別人施作。不過我還是建議你試試各種頻率的音叉再進行選擇。

各種音叉的效果，可以用「砂紙」（sandpaper）這個東西來比喻。用音叉梳理生物場時，借用砂紙的「粒度」（grits）說法，174赫茲音叉很像是中粒度砂紙，大部分情況都適用；低頻加重音叉很像是粗粒砂紙，528赫茲和417赫茲以及以上的音叉就只適合「拋光」和「細磨」，不適合做「大筆揮灑」。不論粗細，各有用途，就看你要做什麼而定。

無加重音叉適合用在生物場，不適用於身體，因為生物場是精微能量構成的，需要的是「細粒度」。無加重音叉若用於身體，不會帶來很多振動。無加重音叉設計的本意本來就是要從叉柱尾端產生振動，製造聲音；加重音叉製造的聲音就比較小聲，振動也比較粗重，比較適合用來將振動送入身體內部。

無加重音叉我實驗過幾種啟動法，最好的方法是用曲棍球的冰球敲擊。大部分音叉購買時都附有橡皮錘子和一塊敲擊用三角塊物。我覺得這兩種東西都不好用。加拿大曲棍冰球以硫化橡膠製造，是最適合的。有的冰球含有塑膠成分，敲出來的聲音聽起來不舒服。

要啟動無加重音叉，手抓冰球要像抓飛盤一樣，大拇指在上，另四支手指在下，抓穩冰球。敲音叉時，注意不要敲到手指。以你的常用手穩穩抓住音叉的柄，但不需緊握；不要握到音叉柱，因為這會使音叉聲音悶下去。用冰球在叉柱由上往下約3．8至5公分處敲擊音叉的外緣，動作堅定且快速。若要重新啟動音叉，要先擋下音叉的振動。如果真的有不明白的地方，你可以上YouTube網站，看我的老師米契爾·卡斯柏（Michele Kasper）所做的詳細說明。

若是加重音叉，請握住音叉柱下端的柄（握到音叉U字形部分，會影響U字形部分的振動）。啟動的時候，你可以將叉柱下端的圓桶狀往臀部、膝蓋或手掌底端輕擊，不需用力敲擊，因為這個產品本來就設計成只要輕敲就可使用。不要敲到發出叮噹聲。音叉發出聲響無所謂，但是無聲的、剛剛好的敲擊會使音叉振動有力而且持久。一定要確定你注視音叉時，那音叉的形體是模糊的；因為這樣可以確定你剛剛的啟動動作做得不錯。如果要同時啟動兩支加重型，要在身體（通常是臀部或膝蓋）一邊先敲一支，然後才在身體另一側敲另一支，不要兩支音叉同時敲擊。另外一個方法我最近在生物場調諧商店也有提到，那就是一塊綠色橡膠桌面啟動器，用來啟動加重型很好用。這一個啟動器你也可以拿在手裡使用，整個程序會變得比較容易。

啟動音叉一開始的時候會很笨拙！但是你只要持續練習，最後就會自然如第二天性。

自行施作音叉

為別人施作音叉之前，可以自己先玩玩看。將音叉啟動，聽一聽每一支音叉的聲音，注意一下自己的感覺。你也可以一次同時聽兩支音叉（417赫茲和528赫茲並用會創造兩耳差節奏111赫茲。111赫茲屬於伽馬腦波的注意力、生產力範圍）。將加重型音叉置於身體——臉、手、足部的柔軟組織、骨點及關節——注意你的內在空間在這種振動下的感覺。注意體驗聲音和振動如何激發你的身體移動，開放、伸展、拉長，變柔軟。

如果你已經準備好要進一步深入，那麼你可以先假想自己躺在床上或診療台上，然後開始梳理自己。這聽起來有一點難，其實不然。你只要清楚自己的意願，然後運用想像力，把自己的形體投射在地毯、按摩台和診療台上即可。有的人覺得在幾個能量中心放置寶石、水晶，或是想像中近似於此的東西很有幫助。你也可以使用實物假設代表診療台上那個人（我用的是辦公室裡那一具髑髏「骨骼先生」（Mr. Bones）。我有時候會在團體課上用到它）。因為我做事喜歡簡單而有效能，所以我選擇的方法總是懷抱清楚的意願，然後宣告「這是我的全像圖像（hologram）」，如此而已。

以前在練習課中，有不少學生都問過我，有沒有可能為自己梳理，那個時候我總是說不可能。那時候我的想法是，我們的程序之所以效果這麼好，是因為治療師、個案、音叉三者之間的三角驗證（triangulation）有以致之；其中的音叉就是一種客觀揭露個案能量場存在物的方法。身為治療師，我的角色有一大部分就是會同個案一起，「見證」過往那些至今尚未處理的經驗。支持整個治療過程的，就是這種見證與驗證，以及和個案的苦難「同在」。因此，那時候，我認為為自己梳理就沒有了這一份「見證」。

但是多年後我的看法變了。有一次，我和生物場調諧老師兼科學家潔西卡．路易布蘭（Jessica Luibrand）在一間法拉第籠（Faraday cage，隔絕了電磁場的房間）進行實驗，實驗的目標是要確認在法拉第籠進行團體療程會不會有效果。作為對照組，我決定先為自己的全像圖進行一次療程，試用一下法拉第籠。開始施作之後，我在心輪右側關於「愛自己」（self-love）的部位碰到了一個障礙，而那部位正好對應了我三、四歲之間所遭受的一次創傷。但是我卻從未遭遇這次創傷的痛苦面向，一直到現在；此時我突然領悟到，原來我現在正在接受見證；宇宙、大自然、全體與上帝——隨便你說那是什麼都無所謂——正在見證我。

這是一次極為強大的體驗。我現在終於相信，我們不論如何都在蒙受見證。宇宙的全體有一種客觀的存在，永遠在見證我們大家——那個「觀察者」永遠都在那裡。他可以是「靈性的」，但不非是不可。事情的核心對我而言，就是我們必須了悟自己只是「創造」這個有機體的一個細胞。

替自己做生物場梳理時，要記得這其實是「探索」的過程。不知道該怎麼做沒關係，你只要跳進來，抱著好奇心開始玩即可。只要處理的是自己的全像圖，你就不會亂掉。不過你要當心整個過程可能會變得很深入。如果有什麼比較沉重的輸入出現，自我施作的療程可能會引發輕度的疲勞和情緒釋放，不過那通常是療癒的延伸。我有一次在聖地牙哥的一間旅館為自己施作了一次療程，想不到過程中我卻遭遇了一些和我母親家族的貧窮狀況有關的情緒與思維模式。療程結束後我實際上等於是整個人都垮了。後來我足足睡了四個小時，醒過來之後整個人覺得神清氣爽。生物場理療可以很輕鬆，也可以很強烈，所以要以開放的心態迎接任何一種結果。

另外一種自行施作音叉的方式，是音波滑鈕音叉所設計的方式。音波滑鈕音叉的柄很長，你可以握著這支柄，啟動音叉後以堅定有力的動作在身體上方朝向心臟部位掃描。如果你做過乾刷法（dry brushing），就會覺得這很像是乾刷法，只差一個是用刷子，一個是用音叉。

我初次用音波滑鈕「刷」過我的身體之後，我的體重僅僅五週就掉了十五磅（約6・8公斤），讓我又驚又喜！不過請注意，並不是每個人用了這種工具之後都會有這種結果。我多少算是個「異數」。確實也有不少人用過之後產生了意外的效果，但通常都很溫和，有的人卻是一兩半兩都沒少。每個人都很獨特。用過的人報告的好處不少，包括肌肉比較漂亮、皮膚Q彈、消化良好、精神變好、身體痠痛和發炎降低、睡得好，還有——這很有趣——同步性事件增加，平安感也提升了。

我最近依據斐波納契數列製作了一組兩支長柄加重音叉，分別是89赫茲和144赫茲，也就是斐波納契數位的第十一和第十二位。這兩支一起使用時會創造出Phi訊息，或說是黃金率。舒曼音叉是用來活化我們的電磁身體，斐波納契音叉則是用來活化我們的「乙太模板」，亦即是我們的身體潛在的幾何框架。這兩支音叉可以和任何加重音叉交替使用，包括掃描身體；詳情請至 www.biofieldtuning.com 查閱。

學習振動的語言

有一次，一位常來參加團體課的同學跟我說：「妳的音叉簡直就是魔杖，只是比魔杖更厲害，因為它會說話，而妳也聽得懂它在說什麼。」不過，這並非只有我才這樣，每個調諧者（tuner）最後都會學會這種技巧。

音叉通過人的生物場時，聲音會有變化，其中含有很寶貴的訊息。音叉揭露了生物場中的情緒、故事及堵塞之處。只要練習，你最後都有辦法翻譯音叉說的話。對我來說，這很像學習盲人點字法（Braille）。每次出現新的振動，我都必須去辨認，了解其意義，好像是在替自己的詞彙庫增加新字。

在這裡，我們真的是在學習新的語言。這種語言，和法語、史瓦希利（Swahili）語或任何一種語言一樣，只要有意願、毅力，投入時間、精力，人人皆可學。生物場調諧法初創之時，有人認為我有獨特的能力能夠辨識一些很微妙的訊息，我能夠聽見、感覺到一些別人感覺不到的事情。二〇一〇年我第一次開課，我的一個兄弟就問我，「妳那些東西能教嗎？」我說，「我不知道，不過我會弄清楚。」所以，後來我弄清楚的就是那是可以教的，人人可學；他們越認真，體驗到的東西就越多。一句話，任何人假以時日都學得會這種新語言。

有一位學員上過 Foundations 課程之後，跟我談起她的第一個實習人身（practice body）：「整個療程很不得了，因為我總共有三次認出了創傷發生的時間，其中有一次是在子宮那裡。我本來以為我要做很多練習才能夠這樣。那個實習人身對我這樣的體驗感覺很驚奇，立刻就報名要再做兩次療程。我這個禮拜才剛認識她，所以我完全不知道她以前的事情。」她這種體驗其實很尋常。數以千計的學生經過訓練之後，在生物場操作音叉都會有這樣的觀察和體驗。

我們這個調諧法不是在追求靈通、遠距視力或遠距聽力這些東西。就是運用自己平日的聽覺、感覺及視覺解釋你遇到的波形。我教學生音叉使用法時，每次一遭遇生物場中的阻抗，他們就很驚喜；因為這表示他們有辦法找出能量堵塞處，將它移除。這其實就是磁力的作用。你覺得自己懂不懂，有沒有概念，知不知道這是怎麼一回事都沒有關係。你只要拿著音叉在生物場中慢慢移動，有碰到什麼東西，它自己就會停下來。音叉會受到能量纏住，被一股磁力抓住；你會感覺真的有「東西」在那裡，或者，你的身體會一陣發燙，或是突然屏息，或是發覺音叉在跳。這種種寶貴的訊息全是你身體自然的反應。

預備

專心與接地

療程開始前，先讓自己專心起來，並且讓自己的能量接地（grounding）。這樣可以幫助你活在當下，專心於當下。所有的預期、先入為主的想法都放下，專心注意你所有的感官可能給你的反饋。

每一次操作音叉時，一定要赤腳或只穿襪子。一開始先讓自己接地，感覺到自己和地表有電磁力在交流。你就像是避雷針，希望自己身上的能量會釋放到大地，不會滯留在你身上。

這對你自己和個案都有益處。

有某種固定的接地程序對你會很有幫助，自己可以先穩定下來，再開始療程。你可以觀想自己的海底輪有一條電線通達地心，要不就是練習一下生物場調諧法所說的「專心與接地呼吸」（兩者都做到最理想）。這種呼吸法很簡單，只要把氣往腹部吸，吸到肚臍以下與後面即可。吸氣的時候同時將尾骨部位一帶放鬆。接著，下一次吸氣時，運用你的意志力及注意力將能量呼出到尾骨外、尾骨下，或是呼出到兩腿，然後從腳底放掉。深吸氣進入腹部時可以讓你專心下來，自覺的將能量送到體外則是幫助你接地。

這種呼吸法很奇妙，不但療程前要做，在自己或別人的生物場遭遇阻抗或負荷時也都要做。在整個療程中，你不可以抓住在個案身上體驗到的能量不放，這時候，有效的接地就很有用。你的呼吸一定要深，而且隨時清醒的和地球（大地）連結。這可以在你遇到有問題的能量時，幫助你將這個能量通過你的身體釋放出去。

有時候你可能必須做到我所謂的「口氣像個大老闆」那樣。碰到比較強烈的東西時，你會覺得那很嚇人，但是因為你是在為別人施作，所以絕對不允許自己的東西被觸動。這時你就必須練習「空心骨」（hollow bone）。

陪有內在空心骨狀態

治療師處理個案時，必須保持內在空心骨狀態。空心骨狀態顧名思義，當然就是在整個方程式中將自己以及自己的「東西」清除掉，讓自己的情緒狀態保持中立，穩定。這種狀態可以排除任何個人對自己之知覺的影響，因此有助於提升療程的效果。我第一次開課的時候，有個對能量很敏感的學生說，她閉著眼睛躺在那裡的時候，那些在她身邊來來去去的人，她都感覺得到他們的能量，唯獨我的能量她完全感覺不到，只聽到音叉的聲音，感覺到那音調給人的感覺。你就是要做到這種地步——中立的見證，純然的觀察。剛開始練習時會有一點吃力，但是會越來越容易。一旦開始熟悉空心骨狀態，覺得自在了，你就會知覺出來個案的能量和你自己的能量不一樣。

要練習空心骨狀態，有個方法很簡單，那就是從腳往頭快速掃描一次全身，不過不是要感覺身體各部位的狀態，而是你骨骼的狀態。從腳趾頭開始，把自己觀想成一具髑髏。覺知力到達每一根骨頭時，都觀想自己用意識的光照亮了那一根骨頭。我們的骨骼都是「壓電的」(piezoelectric)，都帶有電荷，意思就是它們自己都有光，我們的心一到達那裡，那裡就亮了起來。照亮你全身的骨骼，一路來到你的頭頂之後，感覺到光從你頭頂輪的開口灌注到你整個人身上，經過你的脈輪時，發散出各種顏色。

準備好要進行療程時，先發願自己要盡力幫助個案，不傷害他。身體的動態穩態智力（homeodynamic intelligence）知道該要做什麼，也盡力以所有的資源維持秩序、結構與機能狀態。你即將要用音叉來支援這個過程。記得要保持好奇心，要問：「怎麼搞的？是要發生什麼事？」

做音叉梳理的時候，我總是抱著基本的「服務」想法，保持中立、好奇、開放，並不抱著什麼特定的願望。我完全就是「聆聽」，好奇——好奇「怎麼搞的？是要發生什麼事？」身體比我（治療師）清楚事情，甚至比意識心更加清楚。身體知道眼前是什麼情形、需要什麼。我發覺，整個過程中，我們最好不要抱有意願，不要有意識心，只要保持好奇心，對於眼前所發生的，你注意到的事情予以回應即可。等到你熟練了，你就會有很多方法運用「願力」。我們會在高階課程中探討這一點。

目前，我們就暫且先培養中立狀態。請記得，你幫助別人痊癒的能力和你自己的身心狀態有很大的關係。你越是清晰、一貫及活在當下，為人做的服務就越好。

讀取生物場

要讀取生物場的訊息，有很多方法。第一個是便是你在音叉上面感覺到的。我教過的每一個學員都感覺得出阻抗，然而剛開始的時候這當然很難。你會碰到一個破綻，然後突然開始無法移動音叉。你一路前行，但是音叉突然開始像是在蜂蜜裡面移動一般，寸步難行。你也許會發現振動在某個部位感覺不一樣，音叉的振動開始變強，變激烈，或是變得很亂，活蹦亂跳。

你也可以用心聆聽音叉發出的聲音。音叉通過生物場時，它的聲音音調和音量會有變化；高電荷能量區聲音比較大。有阻抗的部位會發出可聞的扭曲聲或高亢的聲音。有時候聲音會悶下去，接著一下子沒了。練習這種方法時，一開始要聽的是聲音的變化。

經過練習之後，你會聽得出來警報式的高亢音和憂愁情緒的低哄聲，不過不要期待一開始就聽得出來。一般人一開始時，常常因為聽不出各種聲音的差別而失去耐性，但事實上學習這種振動語言是需要時間的；這和學習語言需要時間一樣。花了時間學習，你才會聽到一個聲音，突然發現那是「孤獨」情緒的聲音。這時候，如果你了解生物場的時間線結構，你就可以告訴個案那是發生在他幾歲的時候的事情。也許他真的在六歲時失去了父親，而你從音叉那裡聽到了這件事。那種振動感一顯化、到你的詞彙中，就成了你的語言的一部分。下一次再聽見時，你不需要再思考，就已經知道那是什麼類型的聲音。我經過很久才聽出憂鬱、懾服、憤怒與恥辱。恐懼是我最後才聽出來的情緒，然而恐懼其實卻是人最常有的情緒！我之所以一直沒有聽出別人恐懼的聲音，是因為我一直沒有聽出自己心裡恐懼的聲音。你的情緒覺察力、智力會影響你知覺微妙情緒，辨識微妙情緒，與之共振的能力。

不過，有沒有在聽，其實只是整個方程式的一部分。我發覺，大部分人——尤其是剛開始的時候——主要的感覺通路並不是聽覺。我們班上的人，有60%是動覺（kinesthetic）通路，不是聽覺通路。這意思就是說，音叉開始「振的」（vibrate-y，我兒子卡西迪的話）之時，他們主要是從指尖去感覺。我們班上只有30%的人是用聽覺去感覺，10%的學員不知道用聽的還是用觸摸的好，但是碰到阻抗時都知道要停下來。我們發覺聽力喪失不足以妨礙調諧法的學習，因為接收訊息的方法多得是。

隨著你是動覺、聽覺或直覺通路的差異，接收訊息的方法也跟著不同。每個人都是從自己的角度靠過去，也都有效。高度敏感的人，「信箱」裡老是接收到即將發生之事清楚的訊息。他們會看見意象，或是依據內在的知覺正確描述事情。換成動覺者，訊息會從身體的反應傳達。你進入生物場，你就會和個案形成共振狀態，你的能量系統會反映他們的能量系統，和他們的能量系統一起諧振。

一個生殖系統有問題的朋友來進行生物場調諧。她的問題集中在子宮和卵巢兩處。不過我幫她做的時候，我的胰臟卻痛了起來。雖然她的症狀都出現在生殖系統部位，但我卻是胰臟部位劇痛。我伸手去摸她的胰臟部位，發覺那裡硬如石頭。那一次療程，我們發覺她的種種症狀，其實胰臟才是主角。我如果不是自己的胰臟痛了，我絕對不會去確認那個部位。這不是胡說八道，而是真正的物理學──共振──，和你撥了一個樂器的弦，旁邊另一個樂器的弦也跟著振動一樣。

重要的是要注意身體發生的狀況。為什麼突然焦慮起來？體溫為什麼變了？為什麼胸部或胃緊了起來？為什麼屏住呼吸？身體有這種反應時，新的治療師對這種事情總覺得沒有什麼，但其實那卻非完全是你自己的事情！那是生物場中有一個部位帶有焦慮訊息，而你的身體正在和那個訊息共振。

開放音對封閉音

生物場調諧法中有一種現象叫做「開放音對封閉音」。梳理生物場時，你必須用開放音來工作。開放音聽起來像是開口唱出來的音，清楚、共振又飽滿。封閉音就像閉口唱出來的音、悶悶的，很小聲。一開始的時候，人如果把手放在音叉上面，人的身體好像會「吸收」那個聲音一樣，那個聲音最後會變成封閉音。但是經過一段時日之後，這種情況就不會再發生，因為我們人體都是反射聲音，而非吸收聲音。另外，如果你對使用音叉感到緊張或有疑慮，那個能量也會造成音叉靜音或封閉音。

如果你確實是從開放音開始，但是它後來卻變成了封閉音，這表示你已經越過邊緣，進入了你要移動的那個東西當中。所以，如果發生這種情形，你只要退到生物場邊緣，把那個開放音再找出來，重新開始，直到找到阻抗為止。

但最重要的是，讓音叉回應所有物，信任自己的感官感覺。懷疑和恐懼只會造成音叉靜音，使整個程序徒增不必要的困難。不要帶有太多自己的想法，信任自己，保持開放與好奇！

請注意：本書敘述的生物場調諧法比較簡單，但實際在課堂上傳授的卻複雜多了。我在這裡和各位分享的只是一個我所謂「調整」（adjustment）前提，那就是梳理生物場，拾取阻塞的能力，將它送回到身體中線，整合並使之集中。這個基本概念可以附加一些工具——手、頌缽，或是你想得到的任何東西。但是請注意：只有領有執照的治療師才能夠說他做的是生物場調諧法；不過如果你說的是「聲音平衡法」（sound balancing），那沒有問題。

場內施作

梳理

開始之前，非常重要的是要讓個案知道，他們的責任在於注意自己身上的感覺；另外則是要注意呼吸。還要教他們前面討論過的專心與接地。有的人比較敏感，有時候一開始做就立刻有情況發生，但有時候卻又什麼事都沒有，這兩種情形都沒有問題。你要要求他們脫掉鞋子，觀想自己經由呼吸和地球連結。個案可以坐在椅子上、躺在床上、長沙發或診療台都可以。

輕輕握住音叉，往生物場靠近，要確定你的手沒有握到叉柱，但大拇指抵在叉柱底沒有關係。你越放鬆，越能夠聽到、感覺到什麼東西。一開始握住音叉，音叉垂直向地，與身體平行，從距離體側12至15公分處開始。確認你的身體對個案開放，手掌掌心那一面面對他的身體（參閱圖8-1）。

要找出施作的部位有很多方法。你可以從痠痛之處開始，也可以總是從腳開始；生物場調諧法和足部反射學一樣，都能在足部找到全身的訊息。你也可以在身體上方使用錘擺（pendulum），問它從什麼角度進入最好。

剛開始執業的初期，我總是習慣全身掃描，包括每一個能量中心的兩側。但後來我的步調

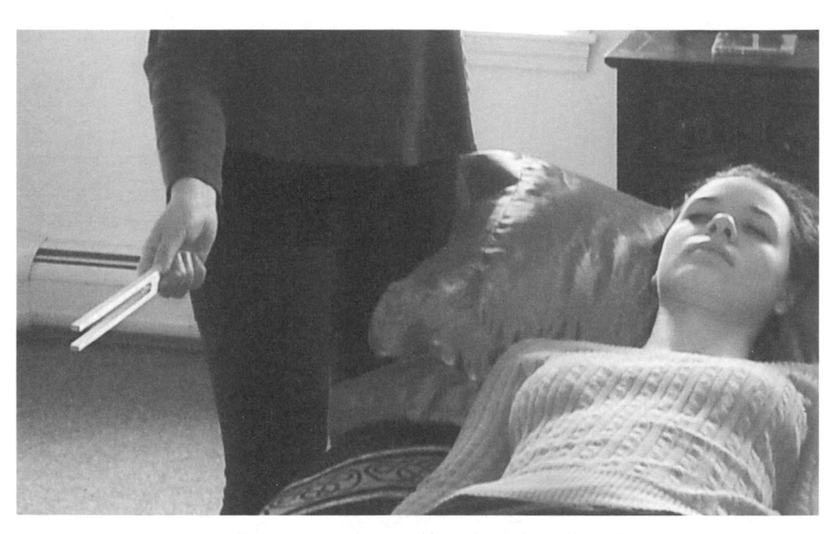

▲圖8-1：照片顯示梳理之時音叉的位置

漸漸慢了下來，最後縮小了廣度，但增加了深度，甚至變成用一個多小時慢慢的、深入的處理一個能量中心，但其實兩種方式都可以。

一旦決定要梳理身體哪個部位，先從15公分遠處開始，然後我拿著啟動的音叉慢慢往身體走過去。慢慢走的時候，通常你會在距身體120至150公分處某個點遇到阻抗，這就是生物場的外緣邊界。有些人一開始總是找不到這個邊界。但是你不用多想，拿著音叉慢慢向身體走去，一邊注意指尖的感覺。

遇到阻抗時就停住。你要從這個邊緣繼續移動或梳理，直到身體的中線處。音叉聲音變小的時候，稍微想想你看到了什麼，並感覺到什麼。

將音叉和你的手掌相抵，使音叉不再振動；要兩支叉柱都按掉，接著重新敲響音叉。每一次敲的時候都要確保你敲出來的聲音清楚且明確。請記住這是無加重音叉的規則。如果是加重音叉，你如果要再敲音叉，不需要先行按掉。

重新敲響音叉之後回到邊緣處。如果你在這裡遇到阻抗，音叉的泛音很活躍、很吵鬧，這通常表示這裡有高度負荷或重大的不安。有時候你必須在這裡讓噪音響一陣子之後才開始去移動。這裡是我所謂的「逗留點」（hangout spots）。你要將音叉穩定握著放在這個稠密或吵鬧處等它散去，然後才繼續向個案身體移動。我每次教到這一部分，學生總是很驚奇這裡的地形怎麼這樣變化不定，音叉的表現又怎麼這麼多元化。

梳理程序的方法很簡單，就是「點、拖、放」。生物場調諧法之所以這麼容易學，其實就在這個方法。你先是找到邊緣（點），拿著音叉向身體走過去（拖），然後在聲音消失之前按掉音叉的聲音（放）。要再敲響音叉（點）的話，那要在剛剛按掉音叉（放）的地方。你的動作一定要細心，像是在移動真實的物體一樣。請注意整個過程中你都要在外側（距離身體最遠之處）。雖然是很微妙的東西，但是你真的是在移動「東西」！如果你找不到邊緣，開始不知道怎麼辦，你就重新敲響音叉，回去重新向身體走動，直到再度找到邊緣為止。

把音叉視為磁鐵，你遭遇的能量則是一堆鐵砂，磁鐵會吸住鐵砂拖著走；這樣的想像對你很有幫助。你走太慢是浪費時間，走太快，你會沿路掉屑。這種技法的要點之一就是遇到能量之後移動它的速度快慢問題，還有如何操作效能最高的問題。

有一個動作是你應該要避免的，那就是「來回拖拉」（feathering）。發現能量的邊緣，然後開始處理時，不要把音叉逆身體方向拉開，然後又順向往身體方向拉過去。你的音叉還在能量包邊緣時，你和個案身體是有連結的。所以這時候你應該穩定的往內推。把音叉來回拖拉，對於對能量敏感的人會很難受；因為這時候他們會有一種「被拖曳」的感覺。

調整與上拉

重複「點、拖、放」，直到你來到距身體25公分（10吋）處。在這裡你會碰到我們所謂的「十吋區」。這裡保存了比較多近年的事情，密度也比較高。你會覺得很難通過此處。我的一個學生說，你必須「換到二檔」才有辦法通過這個十吋區。以後你自己碰到了，就會了解我的意思。在這一區，你或許要多敲幾次音叉，堅定你的意願，才有辦法通過。

另外，在這個十吋區，你還會碰到我所說的「祖先河」（ancestral rivers）。祖先和河是沿著身體兩側流動的能量流，似乎和身體右側的父親 DNA 訊息流以及左側的母親 DNA 訊息流直接連接。對於這兩個構作物的研究使我了解到DNA其實比較像一首流動的歌，而不是一串固定的化學鍵。DNA是一條雙向河流，往上流（頭部以上）那一條保存了祖先經驗，往下流（足部以下）那一條包含的訊息與我們的後裔有關。我們對個案施作的任何動作，都會和這個雙向訊息鍊共振。就因為這一點，所以個案都說，他們經歷過將DNA重整為前後一貫的歌曲之後，和父母、子女的關係也都產生了變化。

一邊通過這個區域，一邊持續梳理，最後來到距離個案身體10公分（4吋）處。在四吋區，我們不會施作生物場調諧，原因很簡單，就是這裡沒辦法做生物場調諧。這裡的身體磁場很強，不管什麼能量通過都會被它吸走；太過靠近身體的話，還會卡住。所以這時候你必須往上移動，從上方通過這個區域，來到相對應脈輪中心或身體中線，才把你正在梳理的能量放下；過程中音叉必須始終保持距離體表10公分以上。你應該把脈輪想成漩渦，會把你放下的能量吸進去，分配給需要能量的身體部位。重要的是要了解我們重新放回去身體的能量並不是「壞」能量、「負面」能量，而是曾經在生物場中陷入非相干模式的能量，原本就是中性的。我們取得這一份凍結的能量，讓它重回體內循環——我們就是在這個過程中提升了自己的整體能量，因而變得強大而自由。

梳理身體時一樣要注意「點、拖、放」程序，因為能量不是只有在生物場才會滯留、失衡，在身體也一樣會滯留而失衡。假設有人肩膀會痠痛，你一樣可以點擊這個部位，然後把這個能量送回中心。

來到中線範圍內時，很容易會中途掉一些能量，使最後收集到的不是全部的能量。特別容易掉落的地方是在脈輪的周圍。這種情形因為看不見，所以很難告訴你到底是怎麼一回事。如果用個比喻，我會說這很像叫小孩子掃地。你知道小孩子掃地常常掃不乾淨，總是會遺漏一些東西沒掃到，他們使用畚箕和掃把時也會掉一些東西出來。要把能量放到脈輪裡去就很像使用畚箕和掃把，如果想要完全掃乾淨，就要多掃幾下。

把生物場中停滯的能量送回身體，重新儲存在那裡，在身體內循環；這就是我所謂的調整（adjustment）。下一步則是調拌油漆，或說整合能量，這就是做過調整之後，在脈輪上方重複敲擊音叉數次。是在攪拌幾個頻率，使之成為一致的音調。我們身體原本就有頻率，現在再摻入這幾個新頻率，使之混合。就像調拌兩種顏色的油漆，使之出現另外一種顏色的油漆一樣。

在脈輪上方做過幾次這樣的敲擊（請記住要保持在四吋以上）之後，開始做最後的「上拉」（columning）動作。握穩音叉，靠近身體，然後慢慢往上拉上去。慢慢拉的時候，也許會有幾個地方會讓音叉停下來。如果碰到這樣的地方，你就原地稍待，然後才繼續往上移動。你的手有多長，你就可以移動到多高。不過，前面說你不可以來回拖拉，現在這裡則是你不可以上下來回。每一次動作都是從下（身體上方數公分之處）往上。重覆幾次之後，音叉的聲音會變大聲、清晰而響亮，這時候你也會感覺到身體已經釋放了能量。

上拉的動作是要在身體和生物場前緣之間建立訊息及能量通道，將訊息和能量送到統一的生物場中。這會從艾克哈特．托勒（Eckhart Tolle）所謂的「痛苦身」（pain body）——我們的一切經歷、膝反射般的種種反應——釋放出我們的覺知力，使我們和當下連結。

做過了身體一側，另一側也做一下比較好。你可以用加重音叉（粗粒砂紙）做我們所說的「薄塗層」（skim coat），也就是用音叉在整個生物場以微跳躍的動作慢慢移動。這其實就是比較快速的「調整」，因為所有的步驟都一樣。如果施作部位是頭部，兩邊都做就特別重要。另一件重要的事情是，為頭頂輪做上拉動作時，你的動作一定要是從頭頂往牆壁方向（個案躺著）或天花板（個案坐著）移動，不可反向。

就這樣了！當然你也可以要個案翻身，然後為他背部的脈輪做一下上拉；你剛剛如果

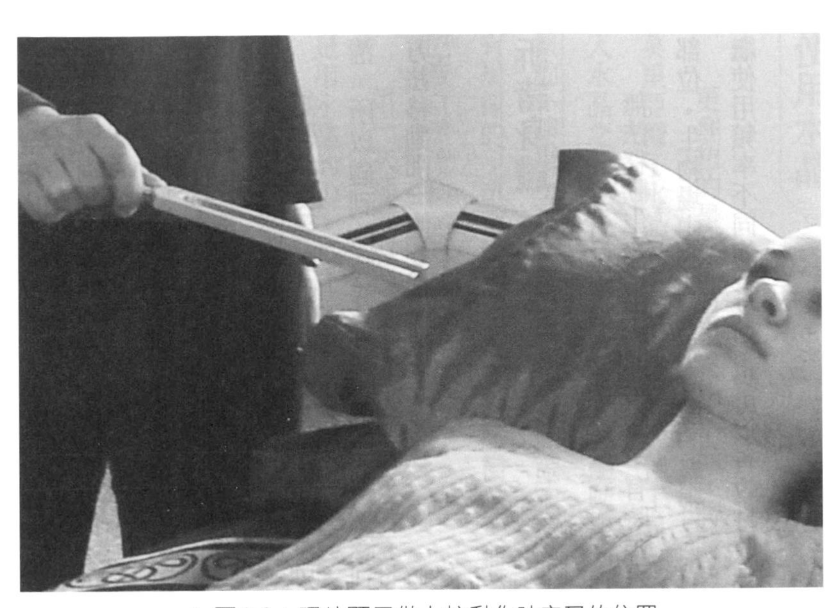

▲ 圖 8-2：照片顯示做上拉動作時音叉的位置

有做頭部兩側，現在就不用再做了。接下來你可以看你要怎樣收尾。在生物場調諧法中，我們有一套結束準則，不過那是個細節很多的過程，無法在這裡詳述。不過你可以將加重音叉直放在身體之上；我曾經發覺練靈氣的人也是用這種方式收尾。我發現，以足部為收尾焦點很重要，即使那只是暫時的焦點也沒有關係。要不然，如果你在頭部收尾，個案整個人會覺得輕飄飄的。

你也可以做單點快速治療，而非全身都做。這種方式用於處理局部疼痛特別有用。個案躺著做坐著做都可以。如果個案的疼痛是多處疼痛，疼痛範圍邊緣可能就會在距離身體很遠的地方，有的

不過記得要在療程之間用冷水清洗水晶。可以的話，讓水晶在陽光或月光之下休息一天，能夠清除其中的能量。

利用個案的時間線

遇到壅塞之處，要解開它，另外一個方法是辨識清楚那一團壅塞。譬如，如果你處理一位四十五歲女性第三脈輪右側時，在其生物場邊緣向身體三分之一處遇到阻抗。你參閱本書圖7-5之後，發現那裡和自己與母親的關係有關，那個生物場中的位置和身體的距離顯示她大約十五歲前後有一些狀況。這時候你就可以詢問個案，「這張地圖顯示妳的阻抗部位可能涉及妳十五歲時與母親的關係，這樣的話，妳有沒有想起什麼事情？」對於這種問題，有的人會很樂意談起她那個年歲時和母親確實關係不良，有的人注重隱私，就不會詳談。但是，要解決這裡的問題並不需要個案願意談她的回憶或故事。

命名及見證

另外一個方法很簡單，就是碰到感覺很紛亂的部位時，直接問個案：「你有沒有注意到什麼？」個案這時候也許感覺身體某處很不舒服、回想起過往什麼事情，或者是頓然出現什麼情緒。他們也許自己沒有發現，但是沒有關係。大部人都會在某個時候報告自己覺得輕鬆了許多。沒注意到什麼事沒有關係。不要對自己施加壓力，希望自己「治好」了某人。你只要對自己注意到的、體驗到的事情保持好奇心即可，因為不論如何，我們做的這件事不過是要提升人身體的自癒機制而已。

特別是團體療程，我做生物場調諧時，總是會為我發現的東西命名。我發覺，特別是一些經過幾次嘗試仍然還不退讓的東西，我一給它命名，它就會開始曝光，得到見證。我們並因此得以檢視它對我們產生了什麼影響。所以，在這裡我們該做的，一部分就是讓這些情緒以及能量結構見光。這樣做之所以有效，背後的理論是這涉及「見證」的力量。此時此刻你是在承認並且驗證個案昔日的體驗及與之相關的情緒。療癒，其實往往只需要這樣的見證。不過我要強調：這樣的做法並非人人可以為之。大部分人都需要一點時日的歷練，才會有那個信心讀取振動的語言。

你的職責並非為所顯現的能量狀態尋找細節。你的職責是找出生物場中的靜止、阻抗與紛亂，守望它，直到清理掉為止。這個角色，我總認為是技師，而非治療師。另外你也要記得自己並不是在解決什麼問題。讓它的模式見光，予以清楚的檢視，僅此已經足以將它移轉。只要透過「音叉、治療師、個案」三方的三角驗證觀察其模式，即可將其負荷從生物場中凍結的位置釋放，使之回返身體中線，重歸正常的循環。

以呼吸移動能量

請記得，要移動能量，最好的工具中除了音叉之外，就是你本身的呼吸。

身為治療師，我們一直很注意呼吸，也常用呼吸來移除能量。身為治療師，你的角色主要的一部分就是注意自己有不呼吸的時候。不論何時，發生這種情形時，那都是一個要你深層呼吸的訊號，也是提醒你的個案要呼吸的訊號。

你會注意到的是，你一碰到嚴重扭曲破綻，第一件事就是屏住呼吸。那是你對於在生物場中發現的東西的同理心共振反應。你在反映個案個人經歷中那動亂的一刻所保留的能量。我們碰到什麼無法處理的狀況時，第一件事往往就是屏住呼吸。如同七歲的時候，你那酗酒的父親有一天喝酒回家大吵大鬧，這時你會屏住呼吸。這時候你是在壓制情緒，希望自己消失。所以，你處理到個案酗酒父親的紀錄之時，你可能也會屏住呼吸。那個能量會在個案和治療師身上觸發相同的反應。

陷入這種糾纏情形，你需要的是呼吸、集中與穩定。你要用呼吸解除那一股能量。先是一口直入腹部的深呼吸，然後大口大聲的呼一口氣，像是要從尾骨或足部釋放那一股能量。一開始這樣大聲呼氣有點奇怪。我也是經過一段時日才開始習慣在個案面前這樣大聲呼氣。但是你一定要這樣，無法迴避。班上要是有人感覺別人這個能量太過度，我總是會告訴他們要「像個大老闆那樣呼吸」(breathe like a boss)。

若說要幫助你當個好治療師，幫助你好好管理自己的壓力，學會呼吸、專心與穩定，大概是我能夠提供的最好的方法。每次療程要開始之前，先做一下專心呼吸和穩定呼吸，整個療程中也請盡量保持腹部深呼吸；療程結束之後，也請利用這種深呼吸釋放任何徘徊不去的能量。

聲音排毒及後續照護

接受音叉治療法，結果大部分都是放鬆且愉快的；很多人治療之後都報告說感覺輕快、放鬆，頭腦清晰，感到寧靜；但是，這種治療法有時候卻會引發排毒反應，個案情況變差，而不是變好。原來的症狀可能會復發，痛的更痛，各種情緒一一浮現，連續幾天疲憊不堪，甚至感覺做了這種療法之後，事事都變更慘。然而，多年觀察的結果卻告訴我們，這種種情形有勝於無，絕對無疑！

有些個案報告的症狀如下：

- 極度疲勞、倦怠；需要休息一天，甚至好多天；這種情形通常發生在那些「強行支撐」的人身上。
- 情緒高漲，或是覺察到自己此前掩飾或埋藏的情緒（極度的哀傷、常常哭、容易生氣、惱怒。
- 頭痛或頭暈。
- 黏液多。
- 很容易口渴（跑步前後多喝水很重要）。
- 皮膚發紅發熱、嘔吐、拉肚子（這些情形比較少見）。

這些情形通常表示身體在排毒，一兩天就會過去。發生這些情形的個案，我總是告訴他們，只要他們盡可能不理會這些情形，在一至三天內都會好轉。有少數案例排毒過程長達一週或者更久，但是這不常見。

如果有什麼情況持續不退，個案最好去做追蹤療程，越早做越好。有時候會卡在放鬆的過程中出不來，這時候他就必須接受一些提振措施，才能完成整個「調整」過程。我們有觀察到，連做三次療程，中間各隔一個禮拜，是生物場調諧法大體上有效的做法。不過，一個人可以接受多少次療程並沒有限制，因為每一次療程都是以前一次療程為基礎。這種治療沒有最終結束點。我個人到目前為止已經接受過五百多次療程，但永遠都還有一個層次必須探索，永遠都有進一步深入的可能。

療程之後要進行清理及整合時，我建議的永遠都是多喝水，多用水。我會要求個案多喝水，多喝藥草茶。療程之後你能做的最好的事情，就是泡瀉鹽澡，至少泡二十分鐘（去海泳可能更好）。瀉鹽澡可以支援身體排毒，釋放之前堵塞在體內，如今開始在排出的成分。做療程之前喝水也很有好處，因為水具有很好的聲音傳導性。

對於治療師而言，水也很適合於療程之後情除體內能量之用。一邊洗手，一邊心裡許願說，願我在這裡摸到的任何東西都釋放到地球中。有時候我會碰到很有挑戰性的一天，在那一天處理了很多創傷事件，回家後我就會好好洗個澡，一邊洗一邊觀想身上附著的任何東西都沖進了排水口。如果是要清理空間和音叉，很多人都會燒鼠尾草和秘魯聖木（palo santo）。有很多工具或儀式都可以清理能量，我建議你做一點實驗來確認哪一種方法最適合。

培養自我信任心

成長的關鍵，最後一個是自我信任（self-trust）。很多人接受的教育常常要他們不相信自己。很多人學生物場調諧法之後，都開始覺察到自己竟然不相信自己的感覺。我們的成長過程中，有很多事情都在制約人要相信外在的權威，不要聽從或甚至尊崇內在的感覺與天然的性向。我們班上，我看過很多人要找生物場邊緣時，走進來才一下子就開始責怪、嫌棄自己。他們不相信自己，所以擊中了正確的點的時候，卻不認識那個標記。

要學習生物場調諧法，回歸自己內在的「知」是個有待跨越的高欄。操作音叉的過程有助於重建這種信任。音叉可以擔當單車輔助輪的作用，幫助我們發展感官及知覺力，精進我們讀取周身能量的能力。我們一直在做的就是這樣的事情。請記得，治療師和個案之間發生的其實是電磁互動，音叉只是把我們已經感覺到的頻率放大而已。要和正在發生的事情接通，需要的不過就是聆聽和信任自己的感官。

在這裡，不要對自己太認真很有幫助。尤其是剛開始的時候，好奇心是最重要的。要對自己和個案注意到的事情保持好奇心。我們的工作本來就是很奇異的事情！每一次療程都是冒險，你絕不會事先知道接下來會發現什麼事。我做生物場調諧法已經二十五年，到現在還是不知道會在每一次療程發生什麼事情。你必須喜歡玩樂，願意做實驗。與其擔憂自己做得對不對，一直想要預知、主導事情，倒不如做個小孩子，懷著好奇心，挖掘、探索眼前發生的事情。每一次療程都是一趟旅程，不知道目的地在哪裡。我們不知道會發生什麼情況，我們只想隨時隨地活在當下，和當下發生的事情同在。

如果想看這個過程的示範，我們的生物場調諧工具組附有一部兩個多小時的影片，足夠讓你深入了解這個過程。但如果你的「信箱」告訴你這是你想要拿到證照從事的職業，你也可以上我們的網站查詢網上課程和私人課程。

最後，你想助人的話，那種能力和你的心境以及身體狀況有相當大的關係。你越是健康、一貫、存在與完整，就越有能力服務他人。對我來說很幸運的是，這個工作教會了我很多，讓我知道我們人的潛意識心的各種狀態，機能正常、機能失常的行為，這一切都幫助我自己成為比較健康的人。

下一章我將和各位分享我一些最有價值的見解，希望有助於你變得更為健康。

生物場解剖學的智慧

學會照顧自己——說不，養成中立的態度，
以愛為最終的療癒工具。

你的身體真棒。那是一項複雜的技術，一台超級電腦。它靠花生運行，可以自我再生。你和自己身體的關係是你會有的最重要的關係。因為修理費很貴，零件很難找，所以和它保持良好關係是值得的。

——史提夫．顧迪爾（Steve Goodier）

有一種很簡單的方法可以幫助敏感人士處理來自他人及環境的「壞氣氛」，我把它叫做「翻轉」（flip the spin）。對於「壞氣氛」的處理問題，多年來我實驗過多種方法，其中「翻轉」似乎是最簡單、最有效的一個。「翻轉」之說其實是一種比喻，所依據的概念是，所謂「負能量」對著我們旋轉而來，其旋轉方向會使我們精疲力竭。我們會覺得哀傷、生氣並充滿挫折感，覺得自己對這一種負能量或其他一些無用的情緒有責任。

不論是出於選擇——譬如去和遭遇危機的朋友同在——或是環境因素使然，你面對這種能量，不是抗拒或是設立障礙去阻擋（依我的經驗，這很難），而是以你的太陽神經叢「捕捉」這股負能量，感受一下這種能量，與之共振，然後懷著清楚的意願，溫和的將它翻轉過去，讓它以正旋轉，帶著你的慈悲心，回到那個人身上。就這麼簡單。

我們只要真正專心、穩定，就能夠不斷發送慈悲心。可以的話，慈悲心真是一種美好的狀態，要好好維持。這是「光工作」（lightworking）——或說靈性鍊金術——的精髓所在：將鉛質能量改變成黃金能量，將沉重的負能量改變成光、正能量。這個方法，你越練習，就越簡單，越自然。曾經接受我分享這個方法的人，常常會說他們很驚訝這個方法那麼簡單且有效。

說不

我在我的工作曾經觀察到很多事情，其中之一就是有很多人明明想要說不，或必須說不，但是卻說好。我後來發現自己也常常這樣。我是由「居家型」母親撫養長大的。家母隨時都在服侍我們幾個孩子。她每一天餵我吃三餐、洗衣服、做家事，從來不曾要求誰幫忙。我們這些孩子雖然都有分配家事，但是大部分事情還是她在照料。她從來沒有一天休息，只是偶爾——大約每兩三個月一次——她會因為偏頭痛躺沙發躺一整天。這大概是她唯一得以閒散一下的方法。

我們人常常是，父母怎樣對待我們，我們就怎樣對待孩子。我後來就有了家母那些習慣（除了偏頭痛）。這本來沒什麼問題，但是後來我開始上大學，要修十八個學分，還要照應一些個案，我才開始感覺有些負荷不了。我永遠忘不了，有一天，我突然頭一次感覺人很累，沒有力氣煮飯，只想上床睡覺。我先生是木匠，整天工作勞動。他早已習慣回到家來，桌上已經擺滿了飯菜。兩個孩子當時一個十一歲，一個八歲，也已經很習慣媽媽搞定一切。然而，那一天晚上，我卻向他們宣布說我不做飯，要他們自行設法。說完我就上了床，用棉被蒙著頭，心裡充滿了「說不」的內疚。

從那一次以後，我開始越來越有辦法說不，越來越懂得照顧自己。我訓練我先生和孩子學會了幾樣菜（要不就去外帶），對於有時候必須以我自己的需求為優先，已經漸漸沒有愧疚。卡西迪有一天還對我說，「媽，如果妳不想煮飯，就不要煮，我們自行設法。」

顯然，為人父母者有時候無法以自己的需求為優先，尤其是小孩子還小的時候更是如此。這樣我們就要討論到下一個題目：

要求幫忙

我在新英格蘭出生，長大，如今已經在佛蒙特州住了十一年，已經很習慣當地「做個自給自足的人」的傳統。新英格蘭人——尤其是佛蒙特州人——非常注重人要自給自足，不要人家幫忙。但是奇怪的是，他們卻常常是第一個過來幫忙的人，而且很高興自己能夠付出。

我有個個案，天生是個給予者。他有一次跟我感嘆說，「在關係當中付出最多的永遠都是贏家。」我向他指出說這其實是一種自私的態度，因為這種關係使他成了贏家，但是卻沒有給對方機會，讓他也感受「給予」的美好。他很驚訝，因為他從來沒有想過還有這種觀點。

大方自在的接受使「給予」的做法有了尊嚴。願意接受幫忙和支持，讓對方樂於給人幫忙與支持。事實上，面對的任務太龐大、太過度之時，我們確實都需要別人幫忙。學會辨識這種需要他人幫忙的時機很重要，免得到時候因為自己明明需要休息卻硬搬沙發而閃到腰，就對著孩子大聲吆喝，或是耽誤其他工作。這些，本來可以因為找人幫忙而免除。

有一種人格型，我稱之為「好戰士」。這個好戰士勇於任事，對任何人都不會說「不」，從不要求別人幫忙，經常把自己逼到身心極限之外。這也許令人敬佩，但是最後身體還是起來造反了。這時他會發覺自己人很累、脾氣不好、容易染病、睡不好，把精神寄託在吃喝、吸毒或消費上面。要維持真正的健康與平衡，重要的是要學會辨識何時可以說不，何時必須請求幫忙。

八十趴症候群

八十趴症候群指的是做計畫或任務做到約80%的程度之後，就棄之不顧的傾向。這種人生活中多的是各種未完成的計畫（以及受到挫折的合作夥伴）。在我而言，這種傾向表現在洗衣服、摺衣服等事情方面。我不是不洗衣服，但是卻是把衣服丟在乾衣機上面，在籃子裡，在衣櫥頂上。男人的話，這種傾向會表現在修剪花草、粉刷牆壁丟著最後一處不刷，汽、機車不按位置停好。如果是藝術家，那就是一幅畫或一座雕塑沒完成就不畫、不雕了。換成作家的話，則是那一堆棄置的文章和書本。我自己也有這種傾向，是到後來明白了其中緣由才改正過來的。

有這種症狀的人，他們這種症狀往往是來自生物場中因父、母的問題而堵在那裡的能量。第三脈輪是設定、達成目標的脈輪；我們人完成目標的力量來自於這個脈輪。但是，如果這裡的生命能量被過去的傷害綁住，我們就沒有那個進取心及膽識去完成任務，那裡就沒有能量讓你取用。所以，如果你生活中有這樣的人，或者你自己就是如此，不要責怪他或是你自己。好消息是，你可以用音叉找出這一團堵塞的能量，然後打散、重整，這樣的話，你就會開始有力量從那最後一哩路重新出發，把事情完成。身為前八十趴症「患者」，我學習到的一件事就是，那最後一哩路其實沒有那麼難、那麼遠，而且，事成之後的滿足感，作為你投注能量之後回報的報酬，將遠遠超過你投注於那最後一哩路的能量。

洗紫

「洗紫」是我發明的詞，用來描述人總是想掩蓋、克制與否定不適情緒的傾向；掩飾的方法則是將整個情況「靈性化」(spiritualizing)或表現得「無所謂」。我之所以說那是「洗紫」，是因為這類似於一些對環境不友善的公司對外所做的公關活動或廣告；他們總是在廣告中為一些醜陋的真相披上一層綠色外衣，叫做「洗綠」(greenwashing)。

洗紫症者或略過憤怒情緒，直接表示「原諒」；略過嫉妒，表示為他人感到高興。他們會把挫折感丟開，保持笑容。他們會說某些種情緒「不好」、「難以接受」，因而他們身體之內生出這種情緒時，他都不承認。我會說那是紫色，是因為綠是環保主義(environmentalism)的顏色，紫則是靈性(spiritualism)、高等思想及存有領域的顏色。

情緒是一種電子化學活動。不論是什麼情緒，壓抑情緒即是壓抑生命力。神經學家康德絲·柏克證明，每一種情緒都有其對應化學成分。人心裡發生情緒時，其對應化學成分及振頻隨即產生，並且開始循環全身。有情緒而沒有表現出來，不承認，身體就不會把它消化或循環，而是保存起來，或是，如柏克所說，「將情緒活埋但不死」[1]。情緒會永遠尋求表現。這意思就是說，情緒縱使遭到活埋，還是會需要被聽見，或者以其他方式表現出來，和人們遭活埋時一樣。若是不承認它，不讓它以健康的方式表現，它就會自己設法跑出來——透過生病、生活動亂不安，甚至是智力或情緒崩潰。

洗紫症者常愛吃甜食。他不願意感受或表現憤怒，轉而用巧克力或酒撫慰自己，但是卻沒有實際解決他的問題。這可以說明未表現的情緒之所以會表現為體重過重的原因。身體有一個地方就是情緒累積成脂肪之處，那就是脖子後下端。我們都看過有人這個部位是隆起的。我對這一塊脂肪區的理解與解釋為，這裡是「守門員」之家。這個守門員決定什麼情緒可以放到腦部，交給腦部認知，而什麼情緒要攔截下來。

我這一輩子無疑做過很多「洗紫」的事情。二十五歲之前，我幾乎不曾承認自己身上發生過什麼憤怒情緒。母親是紅頭髮愛爾蘭人，很愛吵架。她大部分時候都很安靜、有愛心，但是每次一發脾氣，脾氣就很大，還會摔東西。她有一次對著我大哥翻掉了一桌的銀器、碟盤、玻璃杯，我大哥只會躲在餐廳角落瑟瑟發抖。自從父親中風之後，我始終不知道家裡到底發生了什麼事。所以，目睹家母這種可怕的「憤怒」之後，我開始認定「憤怒不好」，我不想要有憤怒情緒。

恐懼情緒在我亦然。我不知道自己這個模式源自何時何處，但總歸我後來變得很擅於壓抑恐懼情緒，幾乎不曾自己有過恐懼情緒。事實上，我開始建立生物場解剖圖時，恐懼是我最後才懂得辨認的情緒。事後之明來看，這有一點古怪，因為照理說，以其明確的脈衝性質而言，恐懼應該是最容易覺察的情緒之一。但是我們卻只能在別人身上認出這種情緒。而且，對於將自己身上的恐懼洗紫，我未免也做得太好了。有一次，我第一次在一個個案那裡聽說了這個東西，一個禮拜之後，我終於開始發覺自己也有這種感受，我很驚訝，甚至可以說我很驚愕。那個時候，我在當兼職園丁。有一天，我坐在花園裡，一邊從玫瑰花叢底下把草拉出來，一邊想著家裡的經濟問題。當時我先生做完一個很大的案子之後，有很多貨款卻一直還未付給我們，家裏帳單卻一張張開始累積。我們一直不知道什麼時候、到底會不會收到支票，而且我也不知道我們還能撐多久。突然間，我發覺原來我身上現在就有恐懼情緒在流動，我不禁喊出來：「原來這就是恐懼！」我認出了這種情緒，心裡又驚又喜。

另外一種我一直在壓抑的情緒是「嫉妒」。我這輩子第一次明顯覺得在嫉妒別人，是我二十幾歲的時候。那種感覺好像毒藥穿腸而過。這真的很不舒服，我以後絕對不要再有這種感覺了——我那時候告訴自己。很久很久一段時間，我真的沒再有。但是幾年前，有一次我跟一位薩滿諮詢師做療程時討論到人的情緒。我說，「我不允許自己感覺嫉妒。」（這是在我認識「洗紫」這一回事之前）他回我說：「噢，真奇怪，妳為什麼會阻止自己感覺情緒？」這在當時真是個大哉問。我想得到的最好的回答就是說嫉妒不愉快、不舒服，我早已判定嫉妒「不好」，而且拋諸腦後已經很久了。這是不是表示我已經不再有嫉妒情緒了？我是不是其實只是不讓自己感覺嫉妒而已？我好高尚——這樣宣稱自己超越了嫉妒！你有沒有看到這裡面的洗紫動作？

最近，我終於有機會體驗嫉妒情緒，真正讓嫉妒情緒從我身上流通過。感覺並不愉快，一點都不愉快，但是我讓自己正視嫉妒，真真實實的感受嫉妒。我還和幾個朋友談到我這次的體驗——告白果真對靈魂有益！感覺這種情緒，和朋友談這種體驗，即使體驗的是不愉快的情緒，還是愛自己。這股能量開始動了。如果我們沒有這樣做，我們否定了這一股情緒，它還是會在別的情形下潰爛、化膿。

有一次我告訴一個個案，她在和罪惡感、恥辱有關的部位堵塞了很多能量。聽我這樣說，她開始防衛起來。那時候，她有自體免疫疾病，一直治不好。我跟她說了我知覺到這種情形，但她堅持說她沒有感覺到這種情緒，意思好像是說她腦筋很清楚，不會有這種低下的情緒（我明顯感覺到她這種意思）。她的病和她這樣壓抑情緒有沒有關係？應該是有才對。

身為人類，我們的底線是，我們每一種情緒都會有，不管你認得不認得都一樣。沒有認出來的情緒會依據共振法則在我們潛意識中活動。不論有自覺無自覺，我們丟出什麼東西，回來的就是什麼東西。

根據人類設計學（Human Design）——融合星相學、《易經》、吠陀脈輪系統及卡巴拉等古老系統的綜合學說——我們的情緒是一種導航系統，目的是告訴我們目前我們是在道途上的哪裡。這個系統推著我們離開不愉快、不健康，朝向愉快、健康並適宜的方向前進。所以，如果我們再繼續洗紫，我們看起來是在做對的事情，但實際上，我們生活狀況的性質將會讓我們知道其實這只是在壓抑。

管理情緒

> 不適意的情緒，只要我們接受，都會跟著一連串的波升起，到頂，然後下落。每一波都沖洗掉我們的一部分，再藏入我們絕難想像的寶藏。天真離開，智慧進來；憤怒離開，辨識力進來；絕望離去，仁慈進來。沒有人說這很容易，但是，我們學著忍受的那些痛苦情緒，它的節奏是天然的，建設性的，擴張的……痛苦離去時，你恢復了健康。
>
> ——瑪莎・貝克（Martha Beck）

如果你願意感受自己的情緒，那你就必須先知道該如何處理你的情緒。但是這種事情，我們的文化並不能夠給我們多少指導。大部分時候我們只是聽說那些情緒不妥當，所以要想辦法克制下來。但其實有幾個簡單的方法可以健康地處理我們的情緒。

我曾經對不同語言、文化的人表達情緒經驗的方式，有過一次重要的觀察。英語及德語是日耳曼（Germanic）語系，他們說到情緒時，用的是「being」（是），譬如「I am angry, I am sad, I am frustrated」等等。義大利語、法語及西班牙語等是羅曼（Romance）語系，他們說到情緒時，用的是「having」（有），譬如「I am having anger, I am having sadness, I am having frustration」等等。比較一下英國人，再看看義大利人，哪一種表達自己的情緒的語言比較自由？

請你先說一下：「I am angry.」，然後再說一下：「I am having anger.」你講這兩句話表達你的情緒時，你內在的體驗有什麼不一樣？跟我分享過這種練習的人每一個都覺得比較喜歡「having 情緒」的感覺，比較不喜歡說「being 情緒」的感覺。以「having 情緒」表達這種經驗不僅比較適意，而且也比較準確。要記得，情緒很像波浪，只要你容許，它就會像波浪那樣升高、到達頂峰，然後往下落。有很多活動都會在阻卻情緒的時刻發生：抽菸、吃巧克力、喝酒、做愛、逛街購物、吃藥、罵人，甚至看電視心不在焉等等時刻。商業廣告給了我們無限逃避情緒的機會，甚至不只給我們機會，而是直接鼓動我們逃避情緒，利用我們的逃避行為賺取利潤。這一切果然都很有「幫助」，因為我們的文化就是不允許人——尤其是男人——

有情緒。有多少人都是聽著「大男生不可以哭」或「乖女孩不生氣」這種話長大的。大家都受到了家庭和麥迪遜大道（Madison Avenue）的制約，因之感覺不到這些情緒，也不敢表現這些情緒。

美國疾病控制中心（The Centers of Disease Control）說，85%的疾病都是壓力引起的。什麼是壓力？情緒反應就是壓力。這表示85%（也許不只）的疾病都是由未表現的、未被承認的情緒引起的。然而你去看醫生的時候，大部分情形下醫生都不會詢問你的生活情形。你接受檢查，把你這裡戳一下、那裡刺一次，就是把你當作一台肉身機器，完全無視於你的身體情緒。

我有一個好朋友不久前因為突然感覺胸口很悶，心悸，呼吸困難而去掛急診。她做了一系列的檢查，還徹夜留院觀察，結果最後醫生卻告訴她說沒事，她的身體沒有怎麼樣。後來發現，其實那一次她是發生了嚴重的事情，承受了重大的壓力，然後她那酗酒的先生起了「最後一根稻草」的作用，使她產生了嚴重的焦慮情緒。這麼嚴重的心理及情緒危機，她的身體承受不了，但是醫院裡沒有人問到她的心理及情緒狀況。

這就是現代醫學的情形，也是生物場調諧法之所以有用、有幫助的幾個原因之一。接受生物場調諧法時，個案可以事先連自己的情緒狀況都不了解，因為音叉自然會顯示得清清楚楚。

我有一個個案患有低度貧血，常常看起來沒有精神。開始接受療程之後不久，有一次療程發現他有非常嚴重的挫折感，而且嚴重到簡直像在謀殺他。他自己知道他有挫折感，但是不知道這個挫折感在他身體裡面製造了多大的紛亂，後來音叉的反應讓他明白了這個情形，因為他聽得到音叉發出來的聲音的音質，聽得出來那個聲音有多難聽。之後，我給了一個家庭作業，要他注意那個挫折感情緒在他身體裡面流動的情形。這樣經過連續幾次療程之後，他的生物場顯示的挫折感終於開始減少，因為他已經懂得藉由用心覺察減少生活狀況中的挫折感。

情緒很像是我們的能量身周邊的護欄，擔當反饋迴路，讓我們知道要如何調整才能夠維持穩定。陷入一種情緒狀態——譬如挫折感——太深，我們會失去平衡——用船來比喻的話——「向左舷傾斜」（tilt to the port）。你從一艘船的尾端往前看，船的左邊叫做「左舷」（port），右邊叫做「右舷」（starboard）。「向左舷傾斜」表現的是悲傷、挫折感、失望及能量堵塞；「向右舷傾斜」表現的是憤怒、誇張行為、罪惡感、恥辱及無力感（這兩種傾斜狀況我自己另外又叫作「左側溝」、「右側溝」）。但實際上，不論是哪一側，傾斜過度都會造成無力感。有一位女士曾經說，兩側的情緒都像是魔鬼氈（Velcro walls），她自己則是穿著魔鬼氈服，只要想把自己從一邊的魔鬼氈撕開，隨之就會被另一邊的魔鬼氈黏住。

只要能夠學會清楚感受，承認自己的情緒，允許它引導我們校正出正確的方向，從而順利航行，我們必然能夠乘風破浪，安渡生命的海洋。

信念的影響力

每個人都有固定的行為模式，一次又一次照這個模式演出。我發現，人生早期走過的軌跡會在後來變成人一再重蹈的覆轍。生命中的每一刻都存在無限的可能，但是我們選擇的永遠是我們自己熟悉的那一個，符合我們「所信」(beliefs)的那一個。

我運用生物場調諧法做過的一些最重要的事情，其中一部分就是處理人在七歲這個關鍵年齡形成的一些信念。我發現人會在七歲這個年齡對一些人、事及環境開始有批判性思考。我的小兒子有一天讓我注意到這一點。他六年級那一年，有一天我接他放學回家，在車上他對我說：「到了二年級的時候，已經失去了幼稚與那時候的天真。」

人在七歲之前，不管什麼事我們都接受，同時還常常認為一切事情自己都應該負責，不知道其實大人也會犯錯。所以在我們的世界中，凡是有不愉快的事，那一定都是我們的錯。我們要到七歲以後才看得出來別人也會有錯。但是在這之前，我們已經形成了一些很堅定的信念[illegible][illegible]了我們人生的故事。我在生物場外緣發現這些信念時，發覺這些信念總是固著、堵塞在那裡，其中沉積的能量總是不會移動。如果要移動這些能量，那就要先把你的信念命名。

我覺得處理這種堵塞的信念很像是在挖牛蒡。你要是挖過牛蒡，就知道我現在在說什麼。挖牛蒡必須很堅持，而且很有耐心，要把那些根深蒂固的、自我設限的信念拔除，也要很堅持、很有耐心。另外還有一個可用的比喻就是眼科醫師為你檢驗視力時用的那些鏡片。那些鏡片醫師一片一片的換，一邊問你哪一片讓你視力比較清晰。那些根深蒂固的、自我設限的信念，就像是會扭曲你的視力的鏡片：「我老是搞砸一切」、「沒有人在乎我要說的話」、「我的需求不重要」、「男性／女性不支持我」、「我不配來這裡」、「我什麼事都不會做」、「我成不了大器」、「我不值得愛、成功、幸福」。

我們的感官每秒鐘接觸到的訊息多達四千萬個位元，但是我們卻只能處理四十位元。這意思就是說我們過濾了大量的訊息位元。通常我們知覺到的都是符合我們所信的訊息。

當年西班牙人的大船來到南美原住民部落外海時，那裡的原住民居然看不見眼前那些大船。很多人都聽說過這個故事。他們無法構想這麼大的船，所以也看不到這麼大的船。後來是因爲薩滿巫師看見了那些大船，然後描述給他們聽，他們才開始看見。

我二十幾歲時也曾經有過這種「無知覺」的經驗。那是家母確診罹癌之後，我開始要求家裡的人都吃生機飲食（macrobiotic diet），因為我看過報導說生機飲食有助於治療癌症。生機飲食包括大量的穀物、蔬菜，但是排除糖、麥、乳製品及大部分的肉類。我自己平常都吃糖、麥、乳製品、肉類和咖啡，所以我等於是根本放棄了自己一輩子的飲食方式。生機飲食包含大量的菜葉類蔬菜，譬如羽衣甘藍、甘藍類蔬菜和芥菜等，都是我一輩子沒吃過的食物（小時候我很挑食）。但是過了一段時間之後，我發覺吃生機飲食讓我變得比較寧靜。這種飲食法對家母的病情雖然沒有什麼幫助，但是卻讓我們大家能夠心情平和的處理她的病情。

這個期間，發生了一件事，那就是我的眼鏡開始出現問題。我從十三歲起就因為輕度近視而開始戴眼鏡。眼鏡出問題之後，我認為那其實是因為我的視力變差了，因為人老了之後都會這樣。所以我就去看了眼科醫師，自己心裡認為我需要的是比較深的度數鏡片。然而，出乎我意料之外的是，醫師檢查過我的眼睛之後，卻告訴我，「妳現在戴眼鏡會不舒服，是因為妳現在根本已經不需要眼鏡，因為妳現在是完美的2.0／2.0視力。」我開車回家，一路都沒有戴眼鏡。路上，我領悟到，因為我這一陣子飲食中那些好養分的關係，我現在才能夠連遠距離以外的東西也看得很清楚，不再模模糊糊。但是，我這樣視力變好了，卻是要等到有個權威跟我講了，我才知道，原因就在於「視力變好」不符合自己平日「我是近視眼，需要戴眼鏡」

的信念。很多人都是這樣過生活的——因為認為不可能，所以看不到，知覺不到自己眼前的事實。

一個問題已經存在一陣子了，後來卻發現自己其實一直都有解決的處方，只是自己一直沒看到——不知道有多少人有這種經驗？

培養中立的態度

如果讓我來說：培養中立的態度就會獲得寧靜的心境。所謂中立的態度，就是不快樂也不悲傷、不情緒高昂也不沮喪憂愁，純粹保持在中間。美國人身上都有「我有權享受生活、自由，追求快樂」的文化「敕令」，但這個敕令所造成的問題，在我們的文化中大部分都沒有受到檢視。追求快樂和人純然的快樂很不一樣，很多人一直在追求快樂，但是自己卻一直不快樂。無法變得快樂，或是暫時有過快樂卻無法長久維持，人就會轉而變得沮喪並憂愁。想要正向思考，但是心裡卻充滿負面情緒與自責。他們老是擔心會有什麼事情奪走他們的快樂，所以心裡充滿了恐懼。但是，正是因為恐懼會失去快樂，所以他們才一刻都感受不到快樂。

如果能夠培養中立的態度，就不需要煩惱上面說的這些問題。我們了解人生難免有起有落，會發生好事，也會發生壞事，這是生命的本質。有情緒生起時，我們允許自己去感受，但是不貼標籤說它「好」還是「不好」，當它是人的基本經驗那樣看著，任其按事情所需自然發展，一笑置之或哭一下然後讓它過去。如果是憤怒情緒，那我們也許就來一次快步健走，或是乾脆來一次大掃除。允許情緒自然發展，不評斷、不壓抑，也不認為自己不應該有這情緒，這個情緒就會移動。如果我們抗拒、壓抑甚至評斷情緒，情緒就會待在原地製造問題。

不論是怎樣的情緒，一旦過去，我們就會回歸中立之處。中立之處有一種平安——無處可去、無事可做、無事需要改正、無待辦事項、無事需要爭對錯，什麼事都沒有，只有「存在」。這裡是個美麗的空間，是一種讓你享受真正休息的心境，沒有維持快樂的必要，沒有悲傷要你去沉湎或逃避。這裡是讓你創造自身實相之處。

創造實相或吸引力法則

我說什麼就會有什麼，但是我卻一直是有什麼說什麼。

——查爾斯．卡普斯（Charles Capps），《口舌：創造力》（*The Tongue: the Creative Force*）

這句話引自查爾斯．卡普斯的《口舌：創造力》這本書。卡普斯是退休農夫、土地開發業者及受命牧師。他這句話總結了「實相創造」的精義所在，或說是，話語創造實相的力量。這句話要說的是，話語是有創造力的，我們要是老是在說「我破產了」、「我卡住了」或是「我又累又難過」，我們就會創造出我們所想的情況。那些東西不止存在於我們的話裡面，也存在於我們的感覺之中。

大部分人創造實相都是反創造實相。他們老是要等外在環境改變了才會說「我很富有」、「我的生活過得很不錯」或「我覺得很棒」等等，然後才開始有那些相關的感受。

但是，請記得我們的生活狀況是我們的身體及生物場的「爆炸型」。身體及其生物場是原始、創造的，生活狀況是其反映，而非身體、生物場反映生活狀況。繼續說我們所擁有的，我們才會繼續製造出那些事物。你抗拒什麼，那些就會原地滯留（凡所抗拒，都會持續），因為你在給它能量。唯有願意先行創造一些別的話語及感覺，不去在意或抗拒反向出現的那些東西——因為新模式開始發揮作用之前，這些東西都會再繼續出現一陣子——生活狀況中才會出現新的模式。

先想像一下富有、成功、自己的房子和換新車的感覺，然後細想一下那種感覺。我最近聽說了一個故事，說有個人之前決定要開始對待自己那一輛舊車如同新車一般。所以他就開始盡力把這一輛車裡裡外外都保持得很乾淨整潔，也開始去感受自己想像中擁有新車時會有的那種感覺——結果，不久這個人生活中果然突然出現了一輛新車。你的感覺真的會把反映這個感覺的外在環境磁吸到你這裡來，只是其中會有一個時間差（time gap）需要你堅持信念，這也是多數人半途而廢之處。

這裡有一個很簡單的練習題，隨時可做，那就是問自己：「我現在擁有什麼感覺？我想要有什麼感覺？在我當下可以控制或影響的範圍內，需要發生什麼事我才會有那種感覺？」

不先聽清楚我們的感覺想要告訴我們的訊息，我們就無法沖洗或去除身體當中的那些感覺。請記得那些感覺其實都是一些在幫助你維持穩定的標竿。因此，若是感覺到什麼強烈的情緒，就一定要知道那是在傳訊息給你，指示你在某方面必須調整方向，採取什麼行動，和某人溝通什麼事情。不在意自己的情緒會使你路途坎坷，不培養情緒紀律會使你路途始終坎坷。

你是有價值的

當我開始做生物場調諧後不久，就發現每個人的「噪音」底下其實都有一個諧波訊號。這個發現讓我覺得很驚訝。那個訊號顯化之後，個案的變化，我真的只能說「讚」！我回家以後，會一直跟我先生說，「今天這個個案真的讚！」事實上，我每一次發現這個東西每一次都驚訝不已。

我思考我會那麼驚訝的原因，發現我其實我一直在依據自己一輩子接受的教育，認定人類不完美、會墮落，而且始終有一些致命的瑕疵。即使是在我們所謂的世俗文化當中，基督教宇宙學也早就鑽入了我們大腦中，在我們的下意識中形成了「我是罪人」（guilty sinner）這個信念。我雖然是在不信教的家庭長大，但是亞當和夏娃的故事卻無所不在，很早就塑造了我的想法，我卻一點都不自知。所以我發覺實情並非如此時，才會一直覺得很訝異。我發覺人都有「完美諧和」的潛能，人性有一個部分始終和宇宙同步，和大自然同步；那種同步性美妙而愉悅，讓人驚奇到說不出話來。我在工作上從未發現有人沒有這一種潛能。

事情是，大部分人都和靈性導師艾克哈特·托勒所說的「痛苦身」有連結。痛苦身是我們人的一個層面，裡面背負了我們一輩子大大小小，每一處的創傷，有的甚至還是繼承而來的創傷；這種創傷透過振動，編碼到了我們的能量藍圖當中。大部分人都不相信每個人內在都有「清晰諧和」的潛能；即使相信，他們還是另外存有「我沒有價值」這個想法，深耕在那裡。我發覺，每一種機能失常、每一個問題，其核心都有這種想法：我沒有價值。

因此我要邀請各位注意一下「我沒有價值」這個想法會在你生活中何處出現，會在什麼情況下出現。你要是知道它其實明顯存在於每一個地方，你會非常驚訝。你的價值和你做什麼事情都沒有關係，因為其實你本身就是價值所在。說你沒有價值，這種話根本是謊言。你不但有價值，而且最配得上你身心靈當中那個純粹的諧和，原因無他，只因那就是你真實的本質。

終極的治療工具——愛

年屆四十一之後，有一天我兒子昆恩對我說，「明年妳就會成為生命、宇宙和一切事物的答案！」科幻小說家道格拉斯．亞當斯（Douglas Adams）有一本書很受歡迎，叫做《銀河便車指南》（*The Hitchhiker's Guide to the Galaxy*），書中曾經提出一個問題。我兒子這句話指的是拿來回答這個問題的數字42。所以接著到了四十二歲那一年時，我就想起了那個問題。那時候我正在為我的碩士學位進行獨立研究，研究電漿和神聖幾何，所以實際上我其實常常思考這一類問題。

有一天我去伯林頓（Burlington）保養車子，等候完成的那一段時間，我跑去一家咖啡店吃早餐，吃到一半，我突然想要寫東西，但是我沒有紙，所以只好拿出我的記事本，翻到最後面，匆匆忙忙寫下了下面這首詩。我平常沒有在寫詩。事實上，我高中二年級時還經常為了寫詩的事情和英文老師起衝突，因為那時候我認為寫詩很愚蠢，根本不會想寫什麼詩。不過現在這首詩卻純粹是「發生」的。

我想到了生命、宇宙，一切等問題的答案，
那就是……
愛
愛會使世界旋轉
重力嗎？是愛。
電力？是愛。
強力呢？是愛。
弱力呢？也是愛。
愛，愛，愛
還有比這個簡單的嗎？
還有比這個明顯的嗎？
它就在我們眼前，

但是我們看不到。
我們始終
看不到
找不到
我們一直在找別的
但是其實沒有別的
除了愛
愛是所有一切
愛是推動宇宙的力量
推動造物
物理學
生物學
形上學的力量
Pi= 愛
Phi= 愛

$E=mc^2=$ 愛

愛是一切

愛，愛，愛

是愛在治療你。不論是在哪裡，只要你沒有療癒，那都是因為你不讓自己心裡發生愛，你不愛自己。

我們的教育一直在告訴我們愛自己是不對的，是自私的。愛別人不但沒有關係，而且還很適宜。對人要慈悲，但對自己不必。這都是謊言。這也是那麼多人會生病的原因。我們每個人都被教導，因為我們沒有力量，所以我們想什麼、說什麼都沒有關係。我們相信自己沒有力量，因為我們不了解話語的力量，不知道話語的創造力有多大。

我演講的時候常常會說到一件事，那就是身為聲音治療師，我已經學習到宇宙間最強大的東西就在你鼻子下方——你的嘴，我們用話語創造人生。

關於你自己，你跟自己和別人說的是怎樣的故事？療癒就是願意脫離自己的故事，願意保持中立，開放各種可能性，相信自己值得這些可能性，容許自己安住於整個宇宙的精髓中，這個精髓，就是愛。

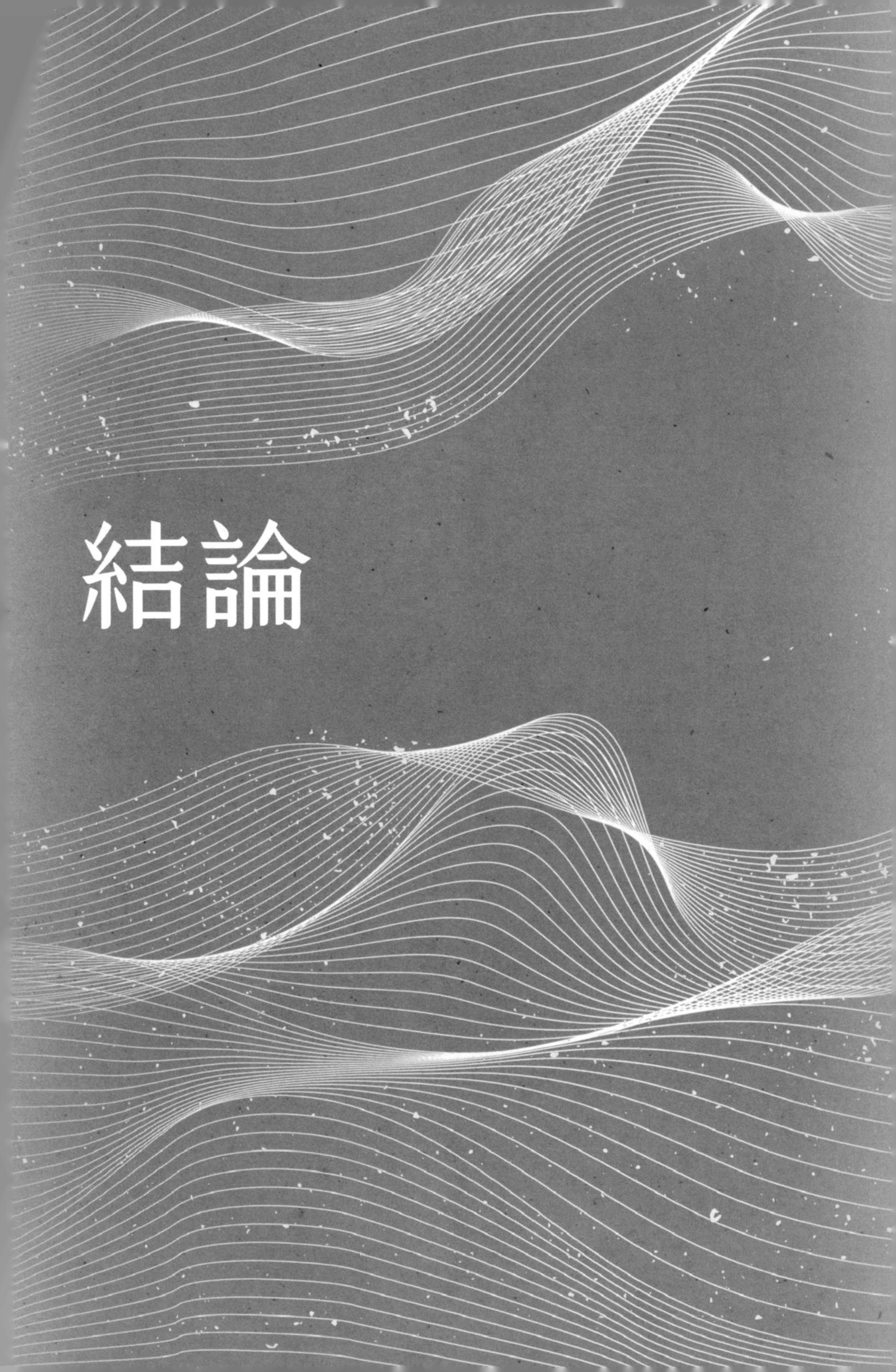

結論

從我第一次拿起音叉到現在，算起來已經有二十四年，開始教授所謂生物場調諧法到現在也已經有十年。我們這個組織目前有十八名老師，兩千多名治療師、學員，遍布世界各地，如果日後我們開設虛擬課程，預計還會更多。我們以前一直認為虛擬課程不可行，後來籌設完成之後才發覺線上教學效果一樣很好。

一開始是在未知的領域茫然摸索，到最後開展了一個全新的疆界。我始終很驚奇學生學習起這一門精妙——甚至奇怪——的技法是那麼容易，而且總是短時間之內就開始駕輕就熟。不過，儘管在多種脈絡背景中都很有用，這種技法自然和任何事物一樣，也有其局限及短絀。別的不說，剛開始學的時候，真的有一點累人；若想要整天都能夠施作療程，那種耐力更是需要長時間培養。身為治療師，你必須要好好吃飯、好好休息，身心保持平衡，才有辦法做這種簡直像是重量級舉重的聲音療法。

請記得你要處理的阻抗，有時候甚至是頑強的，根深蒂固的阻抗。人心的力量真的很強大。有時候，你在個案的生物場發覺創傷區時——我確實曾經在人的生物場發現極為嚴重的創傷事件——那個病理性振盪竟然會傳到你身上。你必須學會感受這個東西，凌駕這個東西，最後將它接地，但這需要練習。

我發覺，若是病灶已經深入體內，單單依靠生物場調諧法沒有什麼幫助。因為這個原因，所以我們不處理嚴重的身體疾病或與之相關的嚴重情況。生物場調諧法對各種輕、中度問題都很有用，如果搭配身體工作法（bodywork）和營養調理，效果會更好。終極而言，我把生物場調諧法視為一種幫助人維持健康及平衡的工具，而不是救人於瀕危的技法。

近年來，有很多種治療師都已經把生物場調諧法融入到他們自己的身體工作、整骨術、靈氣、整體照護、針灸及各種聲音療法當中。也有醫師、心理治療師、教練發覺這種簡單的方法對他們的病患、個案很有幫助。

教課的時候，我總是鼓勵學生以自己的方式，把聲音平衡法的兩個基本前提融入其實作措施中，亦即梳理，以及運用聲音尋找生物場中的扭曲地帶。很多人剛開始練習這種技巧時常會感到挫折，覺得自己沒有我那種準確的直覺力。然而，我的直覺力卻是幾十年培養出來的。所以我總是告訴他們：「不要想當我，而是要思考如何運用這個概念，加強你自己的長處和興趣。探索生物場時，你人要在那裡，而且要有好奇心。」

我的碩士論文是在二〇一一年寫的。有一件事情從那個時候開始慢慢有了變化，那就是，生物場固然依舊是一種戰場（因為我們畢竟還是活在傳統醫學主宰的世界），但是後來出現的大量訊息已經開始掀開「能量醫學所說的能量」的神祕面紗，這十年很多人做了生物場方面的研究之後也都出版了論文，闡明了多種能量療法背後的科學。我其實自始就認為那只是單純的電力而已（只是是一種我們尚未完全理解的精微電力），所以我越來越不解為何有那麼多人會搞不清楚這種在目前已經很明白的東西。

這種能量其實就是電力——這個前提是二〇一九年「身體電力峰會」（Body Electric Summit）網路峰會討論的焦點。這一次峰會我有參加，另外還有三十五位研究員及醫師與會。在會中我們都得到一樣的結論，那就是：人的身體有電。這個電力系統構成了我們的生物場的全部，也就是我們體內全部的電路和訊息流，以及身體四周圍磁場全部的電路和訊息流。

在最根本層次上，我們就是這樣的人，這是我們內在的光。這個光如果熄滅，我的身體還在，但是我們自己卻不見了。這個系統（你可以說這是我們的心的全部，甚至是我們的靈魂、靈性的全部）的健康是最重要的。它促成了我們的身體所有的化學／機械表現。這個電力系統如果調整得好，我們就會進入其核心，也就是我們的振動藍圖。

生物場調諧法會把我們的生物場中的噪音和阻抗移除，於此改善我們身體電力的健康，為我們換新的電路，清除習慣性的糾纏和無益的模式，並恢復我們的原出廠設定。把阻抗（常常造成身體發炎）中保存的舊日情緒清除之後，我們就會對現在的壓力因子比較有韌性，也比較容易保存能量及維持健康。這其實不是要提高振動什麼的，而是要清理振動，找出最佳振動狀態，提高「身體」這一組電池的整體電壓。

對於我自己的健康，我用這個調諧法去處理的這一趟旅途真的充滿了驚異。我於二〇一〇年開始讓我的第一批學生進行梳理，幾乎立即清除掉很多健康問題。我發現，那些問題幾乎都是情緒管理不良、電力沒有接地、界線不清楚或童年的模式不斷重複造成的。

截至二〇二一年的現在，我個人已經接受過五百多次生物場調諧療程（包括近三百場由我施作而且投入自己的能量身，有錄影的團體療程）。我現年五十一歲，沒有任何健康問題、能量充沛、頭腦清晰，專注，身體如同少年人。我製作工具和聲音技術，還教授調諧法課程，總共減掉了9公斤體重，消除了所有消化的問題（胃痛、胃灼熱、脹氣、消化不良及食物過敏），解決了長期背痛、膝痛問題，治好了足底疣、念珠菌症（candida），戒除了多年愛吃糖的癮，大幅度改善了我與丈夫的關係等。我沒有在二〇一〇年以前解決這些問題，原因不在於我沒有嘗試，而是在於我沒有想到身體電力這一回事。

你施作或接受的每一次療程，都是以前一次為基礎，使你變得更為清明、輕快，整個存在感很流暢。每一次調整都會從訊號中找到雜訊，把堵塞的光能量送回能量流中，提高你這個「系統」的整個電壓。我目睹幾千個人——學生、個案和朋友——享受了這種體驗，整個人變得愉快、開朗與堅強，肢體和思考變得比較自由，潛能也釋放了出來。他們不再跟自己講受害和匱乏的故事，開始掌握自己對生活及摯愛者反應的方式，他們的人生改變了，變好了，而且改變的幅度非常大。

以前想的是照顧自己的化學及機械的健康，現在想的是照顧自己的電力健康，這樣的轉變很像是發現了後門程式，可以將以前打不開的地方打開一樣。之前懷疑我們內在有一些房間和向度，但是沒有辦法進入，現在卻把它打開了；因為我們每個人內在都有健康密碼以及和大自然與別人和諧共存的密碼。這些都是我們原始的出廠設定，我們只要「合拍」（in tune）就能夠存取。

向前進

如果想要學習這種方法，你可以從最簡單的「音波滑鈕」音叉開始。音波滑鈕音叉可以用在身體，也可以用在生物場中，可以用在自己身上，也可以用在別人身上。你也可以用任何現有的器具探索聲音平衡法的基本前提——有人用頌缽、迪吉里杜管或人聲等都達到了一樣的結果。

如果你想進一步深入，我鼓勵你試試我們的「生物場調諧工具組」。這一組工具組包括治療師使用的整套音叉和一部兩個小時的教學影片。這是成為治療師的第一步。工具組中還有為朋友、家人施作時所需的「操作須知」。你甚至可以將生物場調諧法加入到你現在的專業方法中，但是要切記，有這一組工具組和教學影片，並不等於授權你成為「生物場調諧治療師」（Biofield Tuning practitioner），而且也不等於允許你宣稱你在做生物場調諧法。

如果想知道這個方法是否適合你，另外一個方法就是讓我們的治療師為你做一次療程。他們都有受過訓練，可以當面或遠距為你施作。你可以到我們的網站找治療師，到佛蒙特州伯林頓我們的診所接受虛擬或當面療程。不過請注意：我強烈建議你們連做三次療程，因為多年的觀察告訴我，一次療程固然還是很有用，足以改變你的人生，但是多做個幾次，那種轉變的深度卻是只做一次的數量級（orders of magnitude）變化。

另外一個平易近人的選擇是參加我們的錄音虛擬團體療程。「錄音虛擬音叉治療療程」乍聽之下很荒唐（我之前也這麼認為），但是早期探討過這種傳送媒介（是因為我後來案例多到忙不過來，無法再每個個案一一觀照而有的）之後，我獲得了足夠的證據證明這種方式有效。很多人寫信告訴我，他們感覺我好像在親口對他們說話，而且是一對一，不像在團體班。他們還說感覺到自己身上能量在移動，很多個案甚至說他們感覺到身上能量的深度轉移。總結後來我總共錄了幾百次療程，而且是幾乎實體身和能量身的每一部分都錄到了。這種療程結合了教練（coaching）、教學和生物場調諧調整，因此很能夠加深我們對生物場及其解剖學、生理學的理解。

最後，我們的工作也使我們對自己的身、心有了更深入的了解。這種知識裡面有的是想改善自己和他人——以及我們的社會——的健康時所需要的力量。繪製生物場地圖，發展有效的方法，以簡單的音叉幫助身體回歸最初的能量藍圖——這初步的工作我已完成，但等待我們發掘的事情還有很多！生物場調諧法是一種不斷在演進、開展的方法，目標在於使人的電力身達到最健康狀態。

祝福大家在擴大自身內在之光的旅途上獲得最佳成果。請保持共振！

請搜尋下列網站：

www.biofieldtuning.com

www.biofieldtuningstore.com

www.biofieldtuningclinic.com

www.eileenmckusick.com

附錄A

注：本附錄出現之人名均非真實姓名

吉姆，四十七歲，會來找我是因為他每次要開車出門就很緊張不安，尤其如果要開到很遠的地方，更是如此。另外他右肩和兩隻腳踝也常常很不舒服。他是我一個很有趣的案例。我檢查他的生物場，明確得到一個他在「發狂」的印象。他整個生物場都在振盪，那種情形很像是洗衣機擺歪了在運轉的那個樣子。

我逐一在每個脈輪把他這個振盪生物場的邊緣找出來送回身體中線，但是我卻知覺到一種很奇怪的東西，那就是那個邊緣是咔嗒一下卡進去的（大部分能量都是在脈輪那裡漸次蓄積或是被牽引到身體那裡的，很少有這樣咔嗒進去的）。所以那一次療程之後，我就開始很好奇他做過療程之後的情形。一個禮拜他來找我，告訴我說，「我都好了。在這裡做過療程之後，隔天我必須開車跑長途，我卻一點都不覺得困擾。隔天，我又要跑長途，這一次更遠，但是我還是一點都不覺得困擾，甚至我還有一點喜歡。我的肩膀、腳踝也都不痛了。」我檢查了一下他的生物場，發覺他已經恢復了平衡，狀況非常穩定。他後來的幾年始終維持這種狀態，沒有「發狂」，只有每一兩年來做一次調整。

比爾，六十歲，第一次來找我時，情況很糟。他曾經多次發生意外，屢次大難不死。他的右臀、腰部、左肩經常劇痛，又有慢性長期焦慮、失眠，每天到了下午三點左右整個人就垮了。他做過針灸、整脊，按摩和整骨，都只是好一點點而已，沒有明顯的效果。他不肯吃止痛藥。

做過約八次療程之後，我排除掉了他每次意外的後果，其中有的連他自己都已經遺忘。我們處理了他的焦慮症之後，他開始能夠整晚安睡，已經不會到了下午整個人喪失精力。做完這一回合的療程之後，他幾乎已經不再有任何疼痛，只有一年來個幾次，做一下一般的調整。

諾琳，二十二歲，我在一次健康展覽會的迷你療程中初次見到她。這種迷你療程歷時二十至二十五分鐘，施作時個案是坐在椅子上。這種療程我不會全身施作，而是先問個案身體有沒有哪裡會痛，然後直接處理那個部位。諾琳很年輕，不過卻已經有類風濕性關節炎和肌纖痛症（fibromyalgia）。她的症狀非常嚴重，弄到她要寫大學論文時沒辦法打字，只能用口述輸入。我以直覺感覺到她的問題應該是來自心輪，所以，當然，我做過檢查之後，果然在心輪左側發覺她十四歲左右時陷在那裡的一團能量。她回答我說她的症狀就是那時候開始的。再進一步檢查，發覺那個問題和她與母親的關係有關。她也證實了這一點。我不費什麼事就把那一團堵塞的能量打散，送回到心輪那裡。幾天之後，我收到她的電郵。她在電郵中告訴我，那一天回家之後，她一口氣打字打了三個小時，手和肩膀卻沒有任何不適。我們後來陸續做了幾次追蹤療程，她也已經減少服藥量，偶爾需要做一下療程，但是始終維持身體高度正常機能。

克莉絲婷，三十二歲，簽了一份十個療程的合約，但主要是要處理情緒問題，不是身體的問題。克莉絲婷和她父親的關係這一輩子以來一直是她的挑戰。她父親性情乖戾。克麗絲婷是單親媽媽，經濟方面一直很吃力。大部分時候她都處理得很好，但有時候還是難免需要協助。不過她實在很不願意向她父親開口，因為他雖然很有錢，立場上也應該幫她，但是他卻會不高興。這個問題似乎點燃了兩人之間一些未解決的能量。

我們的療程有很大一部分是要清理這種能量。有一次療程，我們發現有一個負荷特重的部位和她十四歲時他們父女之間關於錢的事情有關。我們把這一份能量重新整合回到了她的身體中線。在這一回合的療程期間，她看中了一棟房子，很想買，但是不知道自己辦得到辦不到，不過她決心要想辦法。但就在這一次療程之後，事先毫無預兆，她父親突然告訴她說願意幫她買房子。他說到做到，為她付現買房，完全不符合他的性格，況且她又沒有向他開口。不過，這應該是因為我們做完那一次療程之後，他們兩人之前在這種事情上的心理疙瘩消失了的緣故。她連和他討論這種事情都沒有，他們的父女關係已經完全改善。

查理，六十五歲，來找我並不是要處理什麼問題，而是因為看到他前妻做過這種療程之後的變化，覺得很好奇，特地跑來體驗一下。他有幾個情形讓我非常驚訝，其中之一就是他心輪的能量很僵硬，頑強。感覺起來，他不只心腸硬，連身體生理也都跟著變得很僵硬。但是經過幾次療程之後，他感覺自己開始能夠和喜愛的人自然聊起自身的感受。那麼多年來他一直不允許自己感受愛和脆弱，但是現在卻可以。

身為藝術家的他現在也開始回頭重新拿起素描畫筆。多年來他早已放棄素描畫，轉過去做電腦動畫。但是現在卻覺得自己有巨大的能量可以發揮，開始變得多產，而且還創作了自己有史以來最好的作品。另外，他現在關節也不再那麼痛。

米基，現年二十歲，八歲就開始吃利他能（Ritalin，派醋甲酯），一整個少年時期都在吃。另外他也吸食其他種毒品、罹患憂鬱症，想戒毒卻失敗了。米基是我第一個長期服食利他能的個案，看到這種毒癮對他能量場產生的影響，我非常驚愕。他的能量場裡面有幾個部位完全見不到能量，好像瑞士起司一樣。我得以把這些部位填滿，使之恢復平衡。幾次療程之後，米基開始會說他覺得自己已經不再那麼焦慮，思考也比較清晰，自我意識也比較清楚。他後來終於戒掉了利他能，不久後也戒掉了所有的毒品。

弗瑞德，三十二歲，來找我的時候，主訴頸部右側及下背部左側疼痛。這個疼痛來得不明不白，他想不起自己受過什麼傷。他看過整骨醫師，醫師幫他做的調整會讓他舒適個一兩天，但是他很快就又開始痛起來。我發覺他的能量場幾乎整個移轉到頸部右側和第二脈輪（和講話沒人聽的挫折感有關）的左側，同時也得知他最近常常和女朋友吵架。我為他調整了能量，另外還指定了一些家庭作業幫助他更有效處理自己的狀況。隔了一週他來回診時，告訴我說他來過我這裡之後，已經完全不痛了。

這其實是典型的身心性疼痛（psychosomatic pain）：造成不適的，是能量身裡面的扭曲，而不是什麼特定病理。在我的工作中，對聲音治療法反應最深刻的就是這種問題。這種問題，其他醫療方法往往束手無策，因為事實上病因藏在人的心裡，但是卻造成真實的疼痛。

菲莉絲，四十八歲，會來找我是因為她——用她的話來說——「完全搞不懂了」。他們家去年被大水沖毀，他們不得不暫時搬到他處，然後一邊繼續做生意，一邊和她先生一起清理原來的家。但是，一年過去，她卻覺得自己越來越散漫、抑鬱不樂，沒有辦法一個人做好事情。經過三次療程之後，她的能量開始上升，一些之前無力推動的計畫，現在也開始進行了。另外，工作上她也開始能夠畫出清楚的界線，需要休假她就會休假。她後來看起來簡直變了一個人，整個人很輕鬆、專心、理性，做事有條有理。

馬修，四十四歲，他沒有什麼身體病痛，來找我主要是想做一些深度情緒治療。以前他是養子，但是收養他的那一家人對他很不好。另外他也有嚴重的閱讀障礙，造成他十三歲以前一直都不識字。他的收養家庭無法忍受他這種殘障，還常常以此為藉口處罰他，造成他嚴重的憂鬱症。更糟的是，二十一歲時他和生母聯絡上，生母也歡迎他去和她新的家人同住，但是沒多久卻突然把他趕走，原因不明。馬修一次又一次在關係中掙扎，覺得自己的靈魂已經被人生當中的女性掏空。

我在他的生物場左側邊緣發現了一些悲傷的情緒，那個部位確實就是和悲傷、母親及挫折感有關；他那裡的能量一直在流失，也吸引了一些人巴不得把他那裡的能量榨乾。馬修兒時在收養家庭受到的創傷，加上和養母感情不睦，這些傷就一直留在那裡，沒有處理。但是我們用音叉的聲音找出並且矯正了這些錯亂的振動。

我們做了很多次療程才把他身上這些無益的因素完全剔除。他也開始感覺自己越來越專注，能夠自然表現情緒，表達的方式也越來越有創意。他開始覺得自己是有價值的，而且也有東西可以奉獻給世界。另外，他也換了能夠呼應他這種新觀點的職業。他最近告訴我說他現在有一個新的伴侶；這一層關係不但和他以前有過的完全不一樣，而且也有建設性多了。

安德魯，三十二歲，來找我的時候情況很糟——疲憊，壓力上身，憔悴。他自己做生意，但是生意好卻害了他。他經常超時工作、趕工，員工又很糟糕，這些一直是他的壓力源。他在酗酒父親底下長大，他的酗酒老爸的父親也愛酗酒。所以他的童年總充斥著巨大的壓力。

要做生物場掃描時，我都是從身體左側開始。我為安德魯療程時，先就在他的左腎上腺發現了一種很不協調的訊號，那是我聽過的最不協調的腎上腺素訊號。我就對他說，「如果你的左腎上腺聽起來都那麼糟了，我不知道你的右腎上腺聽起來會是什麼樣子（一般右腎上腺都比左腎上腺活躍，更「外向」）。」後來我開始聽右側腎上腺，想要聽取它的節拍時，果然完全到任何節拍。要說能量，現在這個腎上腺簡直就像布丁一般軟塌無力，顯然已經完全斷線。難怪他對於生活中的壓力會覺得越來越難以招架。後來經過六次的療程才使他的腎上腺復活，恢復平衡，同時也使他之前那凌亂破碎的能量場恢復了平衡與完整。他的人生因此而徹底轉變。他後來把生意盤讓給人、賣了房子，易地而居。他在那裡不止找到的工作是自己喜歡的，而且也建立了不再長期充滿壓力的生活。

附錄B　學生的見證

我在第六脈輪右側施作的時候，可以隱約聽見背景當中有音樂。這個音樂聲後來變得大聲起來，歷時足足一分鐘之久。我就告訴我的個案說我聽到了很清楚的嘉年華／馬戲團表演音樂（我以為那個聲音僅限於在我腦裡面，但後來知道它分布很廣，所以我不得不說話）。個案回答我，她那個時候心裡正在想自己這一輩子多麼瘋狂，簡直像馬戲團一樣。而且，我聽到那個音樂那時，她心裡正在想著整個馬戲團的情景。所以這可以稱得上是通靈音樂（psychic music）。

——亞當．米奇姆（Adam Meachem）

自從接受過艾琳為我施作之後，我就決定要開始從事聲音治療。我之所以會一直持續下去，是因為個案身上產生的積極效果說服了我。除了個案，我自己接受過療程之後，健康、幸福感也有了相當大的改善。

——瑪麗．貝絲．吉羅斯（Mary Beth Giroux）

我是個有執照的靈氣治療師、二級卡魯納靈氣治療師，也是擴大療法治療師（magnified healer），但是我始終在追尋更多治療法。之前我先生送給我一只頌缽，我就去上了頌缽課，並且拿到了執照。頌缽真的是太棒了，我因此了解到我必須善用聲音這個東西。所以我就去上了音叉課程，但仍然繼續追尋。這一次我認識了艾琳。我看了她的錄影帶以後，就打電話給她。她見解不凡，然後介紹了一本書要我讀。我後來設法去上了初級生物場調諧法課程。我一直在追尋的，就是這個東西。

我得到的反應超乎我想像的好。永遠都會有新的東西出現，讓我又多懂了一些。接受我治療的人老是讓我感到驚奇。有的人治療到一半就哭了出來，說他們整個人一下子變得好輕鬆。有過敏症和呼吸問題的人，這種療法也讓他們舒適了許多。我為一名女性施作喉輪，她的喉嚨一開始腫了起來，但最後的結果卻非常好。她開始能夠為自己出聲講話，工作也開始順利如其所願。名單上的人一直在增加，有些人已經做過了，但卻還想要再做。我可以運用聲音幫助人，我自己說不出來有多感激。

——黛博拉・狄翁（Debra Dion）

關於音叉的應用以及整個把人連結起來，建立起關係的過程，讓我有一種很熟悉的感覺。我想這應該是因為我的音樂家及舞者的背景，以及調節及衝突化解（conflict resolution）的背景有關。

身為音樂家及舞者，置身於振動的世界始終讓我覺得很舒適，很喜歡。我也喜歡和人合作，共事。不過，因為一開始就很容易「感覺」到振動，要我「聽見」音叉的變化反而變得很不容易，尤其如果是高音的話，更不容易。但是隨著一次一次的練習，我開始有了突破。一開始我聽不出泛音和沉音（undertone）的差別，但現在可以了。我作為「實習身體」供別人施作，或是我在別人身上施作，我學習到的東西都一樣多。現在就算沒有什麼壓力要我去做事情，我也已經很能夠保持專注。我相信還有很多東西有待我「聆聽」，我期待自己能夠多所突破。

另外，我也很喜歡聽大家講他們的施作過程中出現的東西。我想我從我的背景和受過的「調解」訓練（以及我自己本身）當中所獲得的才能，就是強大的「聆聽」能力。我信任自己的直覺以及驗證直覺的能力，以及以個案為中心的能力。我可以輕易在所聆聽／感覺／直覺的東西以及反思式聆聽（reflective listening；現在已經又進化為「海綿式聆聽」！）、創造性詢問（creative inquiry）之間來回轉換。

——K. M.

生物場調諧法改變了我的人生。我最初會去嘗試，是因為有別的治療師告訴我說在他們而言那是很深入很有意義的體驗。那時候我正遭逢一次人生的危機。第一次做的時候，過程中我一直哭一直哭，覺得艾琳好像在我人生的每一個痛處、往我頭上釘釘子，我釋放了很多以前壓抑下來的情緒，感到整個人大大的解脫。之後，我覺得自己像是進入了意識轉換態（altered state），眼淚簌簌而流，自己卻不知道為什麼。我覺得心情輕快而寧靜、安詳。

後續的療程沒有這麼強烈，但是一樣深刻。我一直盡可能有機會就讓艾琳幫我施作療程，有時候一個禮拜一次，有時候一個月一次。這種療程幫助我度過了當時強烈的狀況，後來則一直都是我的療癒及健康之源。

後來我參加了艾琳開的試辦課程，開始學聲音治療法。學習生物場調諧讓我懂得聆聽自己的直覺。如今我已經明白我們人都有直覺力，唯一要做的就是「調諧」好而去聆聽。我現在的職業性治療業務已經有了新的深度。我在聲音治療療程和按摩療程都完全以音叉為工具，同時我也以音叉作為急救之用。我發覺音叉的振動作用如同以聲音按摩身體、情緒、心智一樣。我很高興我的人生有生物場調諧法可以作為自助助人的療癒工具。

——卡拉・喬伊（Cara Joy）

雖然我只是個初學者，但是卻已經開始了解在療程中是音叉在做事，不是我——我也許是引導，但我相信音叉會做好它該做的事情。我有一個朋友有腎上腺問題，她告訴我說，她在我們的第二次療程中雖然沒有什麼感覺，但是事後她卻感受到一股前所未有的能量。她已經很久沒有這種感覺，這讓她想起充滿能量、復原是什麼感覺。這一股能量雖然只歷時幾個小時，之後她隨即又開始感覺很疲憊，但是她卻說覺得很棒，因為光是讓她體驗到那種感覺，知道那是有可能的，對她就已經很有幫助。本來在第二次療程中她沒有出現第一次療程有的那種感覺時，我一直在疑慮自己到底整個療程有沒有做完整，聽她這麼一說，我頓時才明白過來原來不論我能力如何，音叉就是會對人產生效果。這一明白，一下子就使我更加了解到音叉的潛在力量，也更加尊敬它這種力量（能夠療癒，也會造成傷害——如果使用時無知或粗心大意的話），知道後續再追蹤個案時要格外戒慎恐懼。

——蘇珊娜・布萊克利（Susannah Blachly）

我在生物場調諧法這一方面和艾琳共事了四年。剛開始的時候，我的身體會像海綿一樣吸收音叉的振動，身上的疼痛隨著大幅度減輕。兩年內，隨著一次一次的療程，我的情況越來越好。每一次療程之後，我的壓力度總是會跟著降低。

我是藝術家，在荷蘭受訓成為繪畫治療師。大約十五年前，我曾經買過兩支音叉，但是那時候我不會用。大約兩年前，我應邀到醫院處理一名曾經自殺未遂的憂鬱症患者。那一次，我憑著直覺，除了顏料盒之外，我還把那兩支音叉帶了過來。這一名病患對音叉的反應很好，因此當時我就決定我要為這一名病患去跟艾琳學習。

剛開始上課的初期，要用聲音調理這一名病患時，每次把振動中的音叉放在他的腳上面，他最接近音叉的哪幾隻腳趾都感覺不到振動，但是現在他已經能夠整隻腳都感覺到振動。他一直同時接受這兩種療法的治療，現在已經開始能夠過著健康的生活方式，而且能夠自行雙腳站立了。確實，這兩種治療法並用真的會有效果。

——瑪莎・拉文斯（Martha Loving）

我不知道為什麼，但艾琳的課程就是吸引了我。我有一個很特別的印第安人朋友曾經送我一支音叉，但是我不知道要怎麼用才能裨益他人。看到艾琳的課程公告之後，我決心嘗試一下。我很喜歡課程內容，也發現人對音叉會有反應，而且是很奇特的反應。我練習過靈氣治療，但是不曾有過那種反應。我覺得聲音進入生物能量場進入得比較深。

因此我認為我應該要給艾琳做一次療程。結果是，我這一輩子從來沒有體驗過這麼深入的東西！我感覺自己這一輩子阻塞的「大便」（請原諒我的粗魯）像是一下子清光了一樣。我得到一個重大的結論，那就是，我必須先救自己，然後再去照顧別人。我覺得我終於以很平衡的方式探觸到了自己的力量泉源。我從內到外都變得比以前健康。我真的很感激這種治療工具出現在我人生當中。在生物場中碰到阻抗時，我不但聽得出來，也能感覺得到。我和我的個案都曾經聽過音叉在某些部位突然變大聲起來，真的很有趣！還有人告訴我，他們就算沒有在看，但我要是旋轉音叉或操縱音叉，他們還是能感覺得到。

——羅嬪・法拉（Robin Farrar）

我第一次去找艾琳體驗音叉治療後就入迷了。我聽得到自己能量場中紛亂的聲音，聽到她問起我過往的經歷也大感驚奇。我知道我真的想學習如何運用音叉。我是個順勢療法治療師，所以我也會運用能量，只不過方式比較特定。

順勢療法是很理性而又很直覺的治療法，依據人疼痛的情形開立順勢療法處方和營養調理，協助解決身體及情緒問題。要開立適當的處方，我們就必須問很多問題，像是發生了什麼事才開始有症狀，有什麼情形會使症狀惡化或減輕，一天之內什麼時間症狀會較嚴重……等等。這一類問題，很多人都答不出來。所以我們常常要從藥物學（materia medica）中查對症狀。

聲音治療法運用治療師內在的智慧感覺能量場中的失調之處。個案聽到或感覺到失調之處時，在治療師見證之下允許治療性頻率將堵塞性疼痛打散。這種經驗可以予以整合，讓他們可以在狀況更為清楚的情形下繼續前進。

個案體驗音叉時，每個人的反應都不一樣；這一點讓我很驚奇。有的人是聽到聲音的變化，有的人是感覺到壓力或刺痛，有的人則是劇痛一下，隨即過去。有的人會對以前深以為苦的狀況一笑置之，了解到自己其實可以有所選擇。聽到或感覺到身體能量的變化或不協和音會想起以前的事情。頭痛、焦慮、恐慌、顳顎關節痛、背部緊張、膝蓋問題和疱疹等病症緩和或完全消失。有個案來做同質性療法時，我會在他們身上置放加重音叉。有時候我為個案設計處方時，我也會讓他們自己使用音叉。我發覺增添音叉這一樣真的是價值非凡。

——茱迪・賈維斯（Judy Jarvis）

和按摩的藝術一樣，只要有興趣，任何人都有辦法掌握生物場調諧法的基本原理。但是若要發揮音叉的真實力量，那就要有一點敏銳性了。你要能夠分辨聲音的細小變化，有能力感受透過你手中音叉到來的能量的轉移。這兩種能力都可以培養，只要你想要善用這種能夠恢復平衡的療法即可。

我使用音叉時，總是很清楚覺知那些音調、音高、泛音及沉音。碰到能量場中有什麼異物，音叉的聲音不是變尖銳就是變小聲；泛音和沉音不是升高就是消失。這就是在告訴我，要運用艾琳教我的幾種技法之一使音調恢復為原來的音高。如果是我在接受音叉療程，發生這種情形時，音叉的用途就很明顯。我實際上會感覺到聲音的振動，然後我會哭出來或笑出來——這是對於當下進行中的「修復」自然的反應。

我知道這種方法有效，因為我曾經是多次療癒及平衡體驗中的施作端和接受端。能夠和艾琳共事，直接從她本人那裡學習她的技術是我的福報。這一年半來跟著艾琳‧麥庫希克學習音叉是我這一生最重大的轉變之一，我想這樣說其實一點也不為過。

——艾許莉‧羅克斯（Ashley Laux）

附錄C　脈輪列表及生物場解剖圖

小脈輪（minor chkras）

脈輪	音叉	關係到	左側失衡	右側失衡	備註
足部	UT/C	與前生潛在的連結	不詳	不詳	養活自己的能力以及邁出人生下一步的能力
膝蓋	UT/C	內、外在的自由度	左膝：現在已不清楚或不適合的過去的事情	右膝：難以繼續前進；內外在障礙；遲緩或複雜的出生經驗	前膝：「草地應該再綠一些」心態

大脈輪（Major chkras）

脈輪／神經叢	顏色	唱名音叉／太陽諧譜音叉	掌管	關係到	左側失衡	右側失衡	整體能量低落	健康而平衡
海底輪／第一脈輪	紅	UT/C	尾骨、和地面的關係、腿和腳、髖關節、恥骨	家庭生活、安全、部落、正當職業、安定、落實	不做事、想做但不行動、輪胎從未上路、想法和行動沒有連結、停頓	放縱、思慮過度、肢體過動、操勞、想法太多、想太多、常有罪惡感、內疚	睡不好、無法好好休息、常常染病	想法、情緒、行動一致、活在當下、安心在家、職業正當、精神奕奕
臍輪／第二脈輪	橘	RE/D	生殖器官、膀胱、大腸、小腸	性慾、創造力、現金流、自我評價、親密關係	挫折感、失望	罪惡感、恥辱	創造力停頓、不健全的親密關係、自我評價低落	健康的親密關係、創造力自然流動

[illegible]	顏色	[illegible]名音叉／太陽諧譜音叉	掌管	關係到	左側失衡	右側失衡	整體能量低落	健康而平衡
太陽神經叢／第三脈輪	黃	Mi/E	脾臟、胰臟、胃、腎臟、腎上腺、肝臟、膽囊，和父、母親也有關係	自信心、自尊心、和他人能量互動、設定目標及達成目標	無力感	憤怒	優柔寡斷、設定及達成目標均感困難、輕易就被他人的能量壓制	果斷、創造力自然流動、有能力為自己辯護、完成計畫
心輪／第四脈輪	綠	MA/F	心臟、肺臟	愛心的給予及接受、慈悲心、感激	悲傷、哀痛、喪失	不想答應卻答應、過度為別人代勞	愛心的給予及接受有困難，懷抱昔日的痛苦、憂鬱症	聽從心的想望、自由自在的愛
喉輪／第五脈輪	藍	SOL/G	甲狀腺、下顎、喉、聽覺系統	溝通、講真話、創造力	不溝通、不表達、阻擋	你講，沒有人在聽	不會自我表達、甲狀腺問題、阻擋	溝通良好、說話有人聽，能量特強者可以當老師、作家或通訊行業
眉心輪／第六脈輪	紫或靛藍色	LA/A	松果體、腦	直覺、思考過程	擔憂未來	沉湎於過去	注意力難以集中、不信任直覺或和直覺力沒有連結	清晰的第三眼知覺力、心智集中而且敏銳
頂輪／第七脈輪	白或紫色	963Hz/B	腦、與時間的關係、與聖神的關係	高層思考、空間智力（spatial intelligence）、音樂	不詳	不詳	注意力難以集中、生命是沉重的負擔——往往是待在室內，尤其是螢光燈下的時間太久造成的。不信任直覺或和直覺力沒有連結	與時間和聖神的關係良好——待在戶外的時間足夠致之

生物場能量失衡

後面

不適部位或疼痛部位及其相關失衡狀態

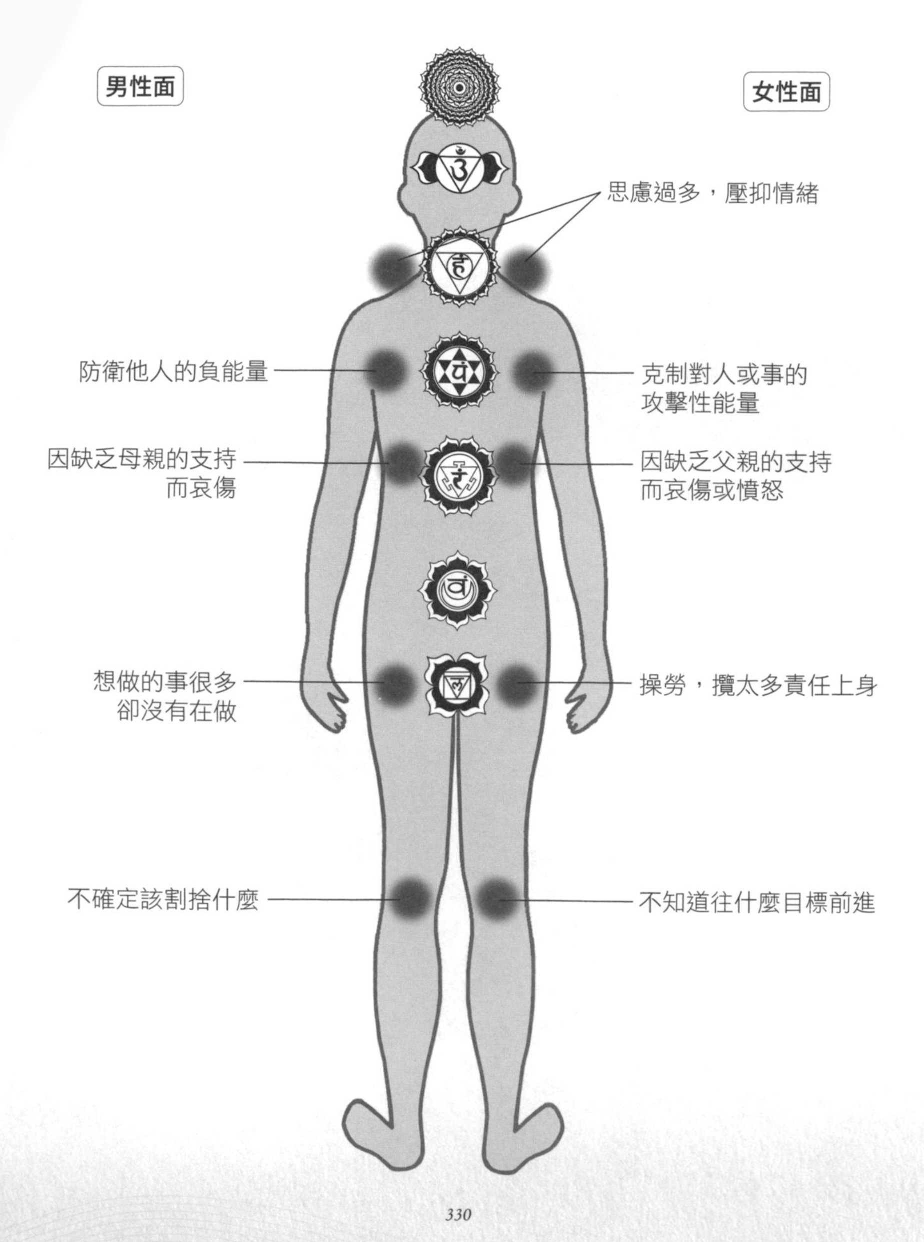

生物場能量失衡

正面

時間永遠不夠，與大自然失連

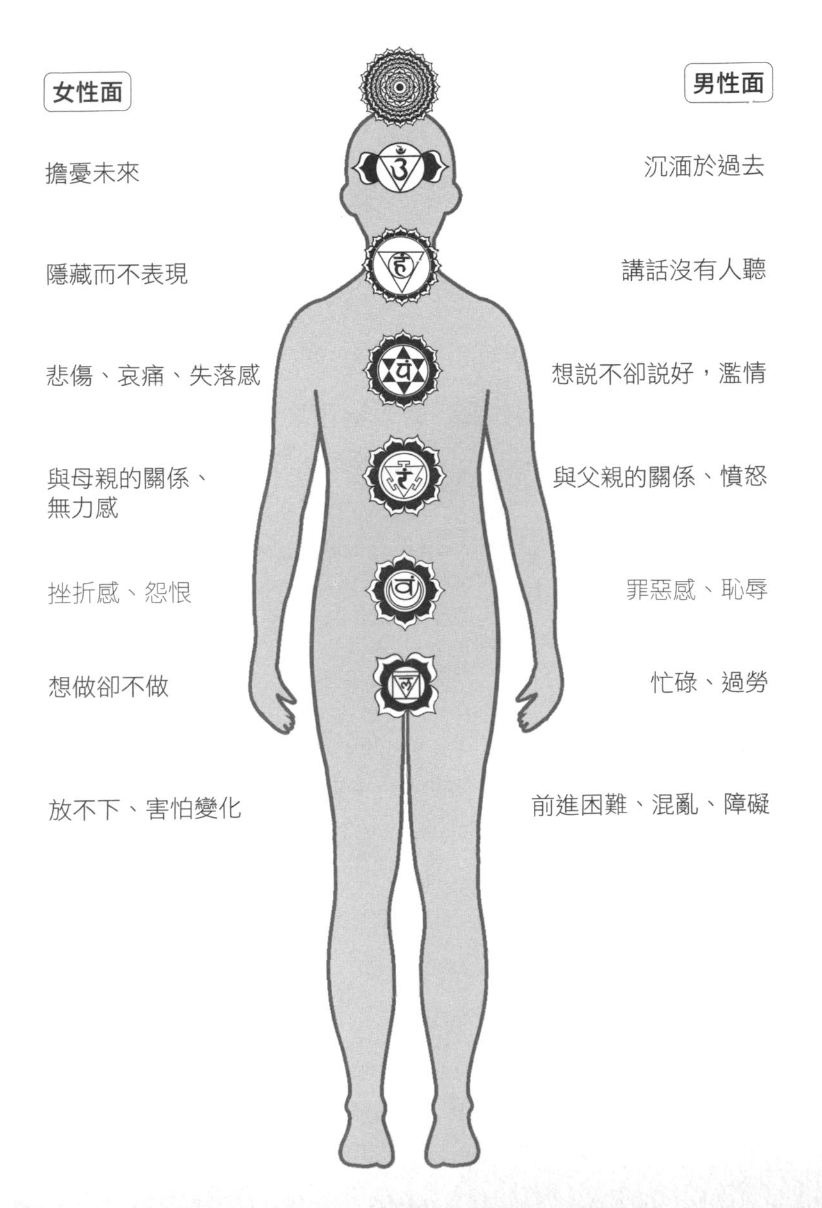

1. 文字的力量

Carey, "Princeton Lab."

Patton, Utilization-Focused Evaluation, 203.

3. Higgo, "A Lazy Layman's Guide to Quantum Physics."

2. 聲音

1. Tennenbaum, "Foundations."
2. Moore, "Use of a Tuning Fork."
3. Lipton, Biology, 53.

4. 聲音的醫療用途

1. Hadjiargyrou, McLeod, Ryaby, and Rubin, "Enhancement of Fracture Healing."
2. Srbely and Dickey, "Randomized Controlled Study."
3. Byl, "Use of Ultrasound."
4. Wilkins, "Magnetic Resonance."
5. Silber, "Bars."
6. Taylor, "Biomedical Theory."
7. Kim, et al., "Emotional, Motivational, and Interpersonal."
8. Chanda and Levitin, "Neurochemistry," 187.
9. Freeman, Mosby's, 21.
10. Boyd-Brewer, "Vibroacoustic Therapy."
11. Boyd-Brewer, "Vibroacoustic Therapy."
12. Edelson, et al., "Auditory Integration."
13. Lazar, et al., "Functional Brain Mapping."
14. Kreutz, et al., "Effects of Choir Singing."

註腳

前言

1. Becker and Selden, Body Electric.
2. Szent-Györgyi, Bioenergetics.
3. Pollack, Fourth Phase.
4. Oschman, Energy Medicine; Albrecht-Buehler, "In Defense."
5. Markov, "Biological Windows."
6. Del Giudice, Spinetti, and Tedeschi, "Water Dynamics."
7. Fröhlich, "Long-Range Coherence."
8. Fleming, "Electromagnetic Self-Field Theory."
9. Bauer, Cooper, and Fleming, "Effects."
10. Rauscher, "Quantum Mechanics."
11. Reid, "Special Relationship."
12. Del Giudice, Spinetti, and Tedeschi, "Water Dynamics"; Pollack, Fourth Phase.
13. Pall, "Biomagnetic Fields."

緒論：真相有一百四十四面

1. Anderson, "Emerging Science," 1.
2. Gary Schwartz, "True versus Pseudo-Skepticism," Dr. Gary Schwartz (website, site discontinued).
3. Dunning, "Facts and Fiction."
4. Rosch, "Reminiscenses."

r, Science and Human Transformation.
esearch," Valerie V. Hunt (website).
Hunt, Infinite Mind.
2. Swanson, Life Force.
13. Swanson, Life Force.
14. Oschman, Energy Medicine.
15. Swanson, Life Force.
16. Swanson, Life Force.
17. Swanson, Life Force.
18. Swanson, Life Force.
19. Swanson, Life Force.
20. Gilman, "Memory."
21. Swanson, Life Force.
22. Pert, Molecules of Emotion.
23. Stenger, "Bioenergetic Fields."
24. Nelson and Schwartz, "Human Biofield," 93.
25. Schwartz, Energy Healing s.

7. 生物場解剖

1. Sol Luckman, personal email communication, March 22, 2013.
2. Sarkar, "Consciousness—Our Third Eye," LifePositive.

9. 生物場解剖學的智慧

1. Pert, Molecules.

15. Salaman, et al.,"Sound Therapy," RA119.
16. Wahbeh, et al.,"Binaural Beat."
17. Lynes, Cancer Cure.

5. 進一步理解電漿及乙太

1. Alvino,"The Human Energy Field."
2. Brennan, Hands of Light.
3. McCraty, et al.,"Resonant Heart," 16.
4. Martin, "Discover the Ultimate Power of Your Heart," Finerminds (website, article no longer available). 2009.
5. Friedlander, Golden Wand, 83.
6. Einstein, Sidelights, 23.

6. 科學界呈現的生物場

1. Oschman, Energy Medicine, 8.
2. Oschman, Energy Medicine, 5.
3. Oschman, Energy Medicine, 5.
4. Oschman, Energy Medicine, 5.
5. Sheldrake, "FAQs: What are the morphic fields? How do they fit into your hypothesis of formative causation?" Rupert Sheldrake (website).
6. Sheldrake, "FAQs: What do you think the repercussions would be if your Hypothesis of Formative Causation were to be vindicated?" Rupert Sheldrake (website).
7. Rubik,"Biofield Hypothesis," 713.
8. Rubik,"Biofield Hypothesis," 713.

ergy Field. New York: Bantam, 1988.

anan, Gary Robert. *SONA: Healing with Wave Front BIOresonance*. Reno, Nev.: International Community Guilds, 2008.

oyl, Nancy N. "The Use of Ultrasound as an Enhancer for Transcutaneous Drug Delivery: Phonophoresis." *Journal of the American Physical Therapy Association* 75, no. 6 (1995): 539–53.

Capps, Charles. *The Tongue: A Creative Force*. England, Ark.: Capps Publishing, 1976.

Carey, Benedict. "A Princeton Lab on ESP Plans to Close Its Doors," *New York Times* (online), February 10, 2007.

Chanda, Mona Lisa, and Daniel J. Levitin. "The Neurochemistry of Music." *Trends in Cognitive Sciences* 17, no. 4 (2013): 179–93.

Clandinin, D. Jean, ed. *Handbook of Narrative Inquiry: Mapping a Methodology*. Thousand Oaks, Calif.: Sage Publications, 2007.

Clandinin, D. Jean and Michael Connelly. *Narrative Inquiry: Experience and Story in Qualitative Research*. San Francisco, Calif.: Jossey-Bass, 2000.

Cousineau, Denis. "The Rise of Quantitative Methods of Psychology." *Tutorial in Quantitatitve Methods for Psychology* 1, no. 1 (2005): 1–3.

Del Giudice, E., P. R. Spinetti, and A. Tedeschi. "Water Dynamics at the Root of Metamorphosis in Living Organisms." *Water* 2, no. 3 (2010): 566–86.

Dunning, Brian. "Facts and Fiction of the Schumann Resonance." *Skeptoid,*

podcast 352.

Edelson, Stephen M., Deborah Arin, Margaret Bauman, Scott E. Lukas, Jane H. Rudy, Michelle Sholar, Bernard Rimland. "Auditory Integration Training: A Double-Blind Study of Behavioral and Electrophysiological Effects in People

參考資料

Albrecht-Buehler, Guenter. "In Defense of 'Nonmolecular' Biology." *International Review of Cytology* 120, (1990): 191–242.

Alfred, Jay. *Our Invisible Bodies: Scientific Evidence for Subtle Bodies*. Indiana: Trafford, 2006.

Alvino, Gloria. "The Human Energy Field in Relation to Science, Consciousness, and Health." The VXM Network (website). 1996.

Anderson, John, and Larry Trivieri, eds. *Alternative Medicine: The Definitive Guide*, 2Fnd ed. Berkeley, Calif.: Celestial Arts, 2002.

Anderson, Scott Virdin. "The Emerging Science of Subtle Energy." *The*

Noetic Post 1, no. 2 (Spring/Summer 2010): 1–3.

Bauer, E. B., K. Cooper, and A. H. J. Fleming. "The Effects of Acoustic Frequencies on Core Tendon Lesions of the Thoroughbred Racehorse." *BEMS* 27 (June 19–25, 2005).

Beck, Martha. *Expecting Adam: A True Story of Birth, Transformation and Unconditional Love*. New York: Berkley Books, 2000.

Becker, Robert, and Gary Selden. *The Body Electric: Electromagnetism and the Foundation of Life*. New York: William Morrow, 1998.

Berbari, Nicholas F., Amber K. O'Connor, Courtney J. Haycraft, and Bradley K. Yoder. "The Primary Cilium as a Complex Signaling Center." *Current Biology* 19, no. 13 (2009): R526–35.

Boyd-Brewer, Chris. "Vibroacoustic Therapy: Sound Vibrations in Medicine." *Alternative and Complementary Therapies* 9, no. 5 (2004): 257–63.

Brennan, Barbara. Hands of Light: A Guide to Healing through the Human

ʼie. *Infinite Mind: Science of the Human Vibrations of Consciousness.* ʼibu, Calif.: Malibu Publishing, 1996.

ʼhamini, and Paul Mills. "Biofield Therapies: Helpful or Full of Hype? A Best Evidence Synthesis." *International Journal of Behavioral Medicine* 17, no. 1 (2010): 1–16.

Kim, Jinah, Tony Wigram, and Christian Gold. "Emotional, Motivational, and Interpersonal Responsiveness of Children with Autism in Improvisational Music Therapy." *Austism* 13 (2009): 389–409.

Kreutz, Gunter, Stephan Bongard, Sonja Rohrmann, Volker Hodapp, and Dorothee Grebe. "Effects of Choir Singing and Listening on Secretory Immunoglobulin A, Cortisol, and Emotional State." *Journal of Behavioral Medicine* 27, no. 6 (December 2004): 623–35.

Kuhn, Thomas S. *The Structure of Scientific Revolutions*, 3rd ed. Chicago: University of Chicago Press, 1996.

LaViolette, Paul A. *Secrets of Antigravity Propulsion: Tesla, UFOs, and Classified Aerospace Technology*. Rochester, Vt.: Bear & Co., 2008.

Lazar, Sara W., George Bush, Randy L. Gollub, Gregory L. Fricchione, Gurucharan Khalsa, and Herbert Benson. "Functional Brain Mapping of the Relaxation Response and Meditation." *NeuroReport* 11, no. 7 (2000): 1581–85.

Levitin, Daniel J. *This Is Your Brain on Music*. New York: Plume/Penguin, 2007.

Lipton, Bruce H. *The Biology of Belief: Unleashing the Power of Consciousness, Matter, and Miracles*. New York: Hay House, 2005.

Lockhart, Maureen. *The Subtle Energy Body: The Complete Guide*. Rochester, Vt.: Inner Traditions, 2010.

Luckman, Sol. *Conscious Healing: Book One of the Regenetics Method*. Raleigh, N.C.: Crow Rising, 2010.

———. *Potentiate Your DNA: A Practical Guide to Healing and Transformation with the Regenetics Method*. Raleigh, N.C.: Crow Rising,

with Autism." *Focus on Autism and Other Developmental Disabilit*
no. 2 (June 1999): 73–81.

Einstein, Albert. *Sidelights on Relativity*. Elegant Ebooks, ibiblio (website).

Emoto, Masuru. The *Hidden Messages in Water*. Hillsboro, Ore.: Beyond Words Publishing, 2004.

Fleming, A. H. J. "Electromagnetic Self-Field Theory and Its Application to the Hydrogen Atom." *Physics Essays* 18, no. 3 (2005): 265–85.

Freeman, Lyn. Mosby's *Complementary and Alternative Medicine: A Research-Based Approach*, 3rd ed. St. Louis, Mo.: Mosby's Inc., 2008.

Friedlander, Walter J. *The Golden Wand of Medicine: A History of the Caduceus Symbol in Medicine*. Westport, Conn.: Greenwood Press, 1992. Fröhlich, H. "Long-Range Coherence and Energy Storage in Biological Systems." *International Journal of Quantum Chemistry* 2, no. 5 (1968):

Gaynor, Mitchell L. The *Healing Power of Sound: Recovery from Life-Threatening Illness Using Sound, Voice, and Music*. Boston: Shambhala, 2002.

Gilman, R. "Memory and Morphogenetic Fields." *In Context* 6 (Summer 1984): 11.

Hadjiargyrou, Michael, Kenneth McLeod, John P. Ryaby, and Clinton Rubin. "Enhancement of Fracture Healing by Low Intensity Ultrasound." *Clinical Orthopaedics and Related Research* 355 (1998): 216–29.

Hawkins, David. *Power vs Force: The Hidden Determinants of Human Behavior*, rev. ed. Hay House, 2012.

Higgo, James. "A Lazy Layman's Guide to Quantum Physics." SCRIBD (website).

Horowitz, Leonard G., and Joseph S. Puleo. *Healing Codes for the Biological Apocalypse*. Tetrahedron Publishing, 2001.

Frances, ed. New *Qualitative Methodologies in Health and Social* *search*. New York/London: Routledge, 2004.

scher, E.A. "Quantum Mechanics and the Role for Consciousness in the Physical World." *Subtle Energy and Energy Medicine* 16, no. 1 (2006): 1–42.

Reid, John S. "The Special Relationship between Sound and Light, with Implications for Sound and Light Therapy." *Subtle Energy and Energy Medicine* 17, no. 3 (2007): 215–31.

Robertson, Valma J., and Kerry G. Baker. "A Review of Therapeutic Ultrasound: Effectiveness Studies." *Physical Therapy* 81, no. 7 (2001): 1339–50.

Rosch, Paul John. "Reminiscenses of Hans Seyle and the Birth of Stress." *International Journal of Emerging Mental Health* 1, no. 1 (1999): 59–66.

Rubik, Beverly. "The Biofield Hypothesis: Its Biophysical Basis and Role in Medicine." *Journal of Alternative and Complementary Medicine* 8, no. 6 (2002): 703–17.

Salaman, Elliott, Minsun Kim, John Beaulieu, and Geroge B. Stefano. "Sound Therapy Induced Relaxation: Down Regulating Stress Processes and Pathologies." *Medical Science Monitor* 9, no. 5 (2003): RA116–21.

Schwartz, Gary. *The Energy Healing Experiments: Science Reveals Our Natural Power to Heal*. New York: Atria, 2008.

Scott, Donald. *The Electric Sky*. Portland, Ore.: Mikamar Publishing, 2006.

Sheldrake, Rupert. *The Presence of the Past: Morphic Resonance and the Memory of Nature*, 4th ed. Rochester, Vt.: Park Street Press, 2012.

Silber, Laya. "Bars behind Bars: The Impact of a Women's Prison Choir on Social Harmony." *Music Education Research* 7, no. 2 (2005): 251–71.

Srbely, John Z., and James P. Dickey. "Randomized Controlled Study of the Antinociceptive Effect of Ultrasound on Trigger Point Sensitivity: Novel Applications in Myofascial Therapy." *Clinical Rehabilitation* 21, no. 5 (2007): 411–17.

2011.

Lynes, Barry. *The Cancer Cure That Worked: 50 Years of Suppression*. South Lake Tahoe, Calif.: BioMed Publishing Group, 1987.

Markov, Marko S. "'Biological Windows': A Tribute to W. Ross Adey." *Environmentalist* 25, no. 2–4, (2005): 67–74.

Mason, Russ. "The Sound Medicine of Brian Dailey, M.D., F.A.C.E.P." *Alternative and Complementary Therapies* 10, no. 3 (June 2004): 156–60.

McCraty, Rollin, Raymond Trevor Bradley, and Dana Tomasino. "The Resonant Heart." *Ions Shift* 5 (December 2004–February 2005): 15–19. Moore, Michael Bryan. "The Use of a Tuning Fork and Stethoscope to Identify Fractures." *Journal of Athletic Training* 44, no. 3 (2009): 272–74.

Myss, Carolyn. *Anatomy of the Spirit: The Seven Stages of Power and Healing*. New York: Harmony, 1997.

Nelson, Lonnie, A., and Gary E. Schwartz. "Human Biofield and Intention Detection: Individual Differences." *Journal of Alternative and Complementary Medicine* 11, no. 1 (2005): 93–101.

Oschman, James. *Energy Medicine: The Scientific Basis*. New York: Churchill Livingstone, 2000.

Pall, Martin L. "Biomagnetic Fields Act via Activation of Voltage-Gated Calcium Channels to Produce Beneficial or Adverse Effects." *Journal of Cellular and Molecular Medicine* 17, no. 8 (2013): 958–65.

Patton, Michael Quinn. *Utilization-Focused Evaluation*, 4th ed. Beverly Hills, Calif.: Sage Publications, 2008.

Pert, Candace. *Molecules of Emotion: The Science behind Mind-Body Medicine*. New York: Simon and Schuster, 1999.

Pollack, Gerald. *The Fourth Phase of Water: Beyond Solid, Liquid, and Vapor*. Seattle, Wash.: Ebner & Sons, 2013.

Stenger, Victor. "Bioenergetic Fields." *Scientific Review of Alternative Medicine* 3, no. 1 (1999): 16–21.

Swanson, Claude. *Life Force, the Scientific Basis: Breakthrough Physics of Energy Medicine, Healing, Chi and Quantum Consciousness.* Tucson, Ariz.: Poseidia Press, 2009.

Szent-Györgyi, Albert. *Bioenergetics*. New York: Academic Press, 1957. Tarnis, Richard, and Dean Radin. "The Timing of Paradigm Shifts." *Noetic*

Now 18 (2012).

Taylor, D. B. "The Biomedical Theory of Music Therapy." In *Introduction to Approaches in Music Therapy*, 2nd ed., edited by Alice-Ann Darrow, 105–27. Silver Spring, Md.: American Music Therapy Association, 2008.

Tennenbaum, Jonathan. "The Foundations of Scientific Musical Tuning." *Fidelio* 1, no. 1 (1991–92).

Tompkins, Peter. *The Secret Life of Plants: A Fascinating Account of the Physical, Emotional, and Spiritual Relations between Plants and Man.* New York: Harper and Row, 1989.

Tiller, William. *Science and Human Transformation: Subtle Energies, Consciousness and Intention*. Walnut Creek, Calif.: Pavior, 1997.

Wahbeh, H., C. Calabrese, and H. Zwickey. "Binaural Beat Technology in Humans: A Pilot Study to Assess Psychologic and Physiologic Effects." *Journal of Alternative and Complementary Medicine* 13, no. 1 (Jan–Feb 2007): 25–32.

Wilkins, S. "Magnetic Resonance-Guided Focused Ultrasound Overview." *Journal of Radiology* 18 (2007): 132–38.

Witte, Darlene. *Adult Memories of Childhood Play Experiences: Emergence of Metaphoric Themes*. Edmonton, AB: University of Alberta, 1989.